MONIKA GERLINGHOFF &
HERBERT BACKMUND

»Is(s) was?!« Ess-Störungen

Wann sollten sich Eltern Sorgen machen?
Wie Eltern und Fachleute helfen können

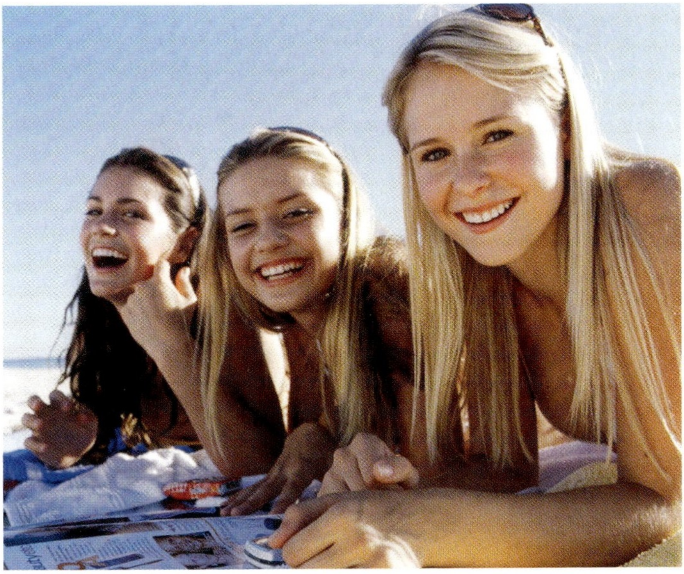

BELTZ kinder kinder

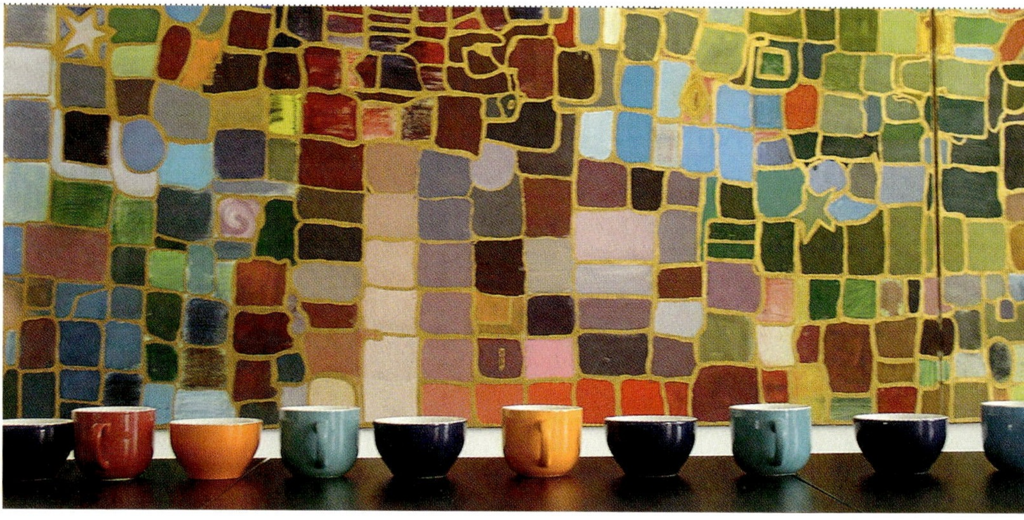

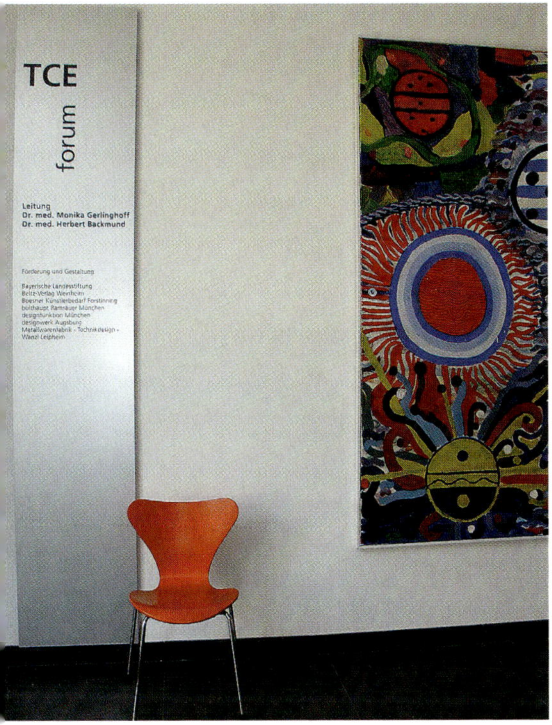
TCE
forum
Leitung
Dr. med. Monika Gerlinghoff
Dr. med. Herbert Backmund
Förderung und Gestaltung
Bayerische Landesstiftung
Beltz-Verlag Weinheim
Boesner Künstlerbedarf Forstinning
designwerk Augsburg

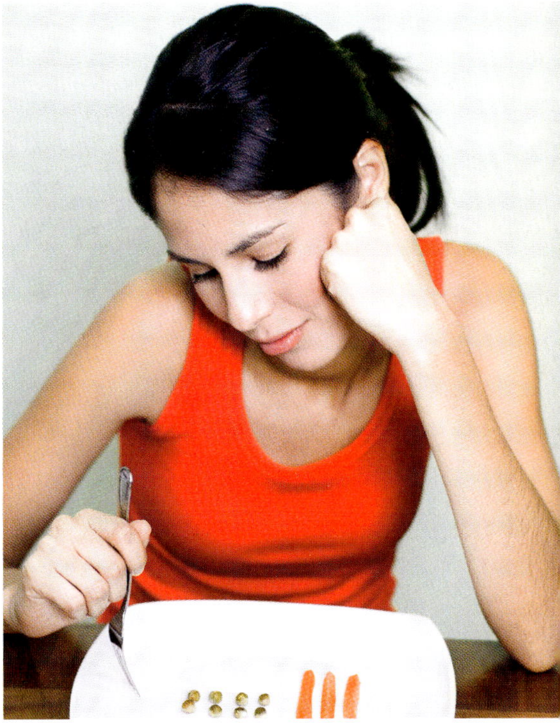

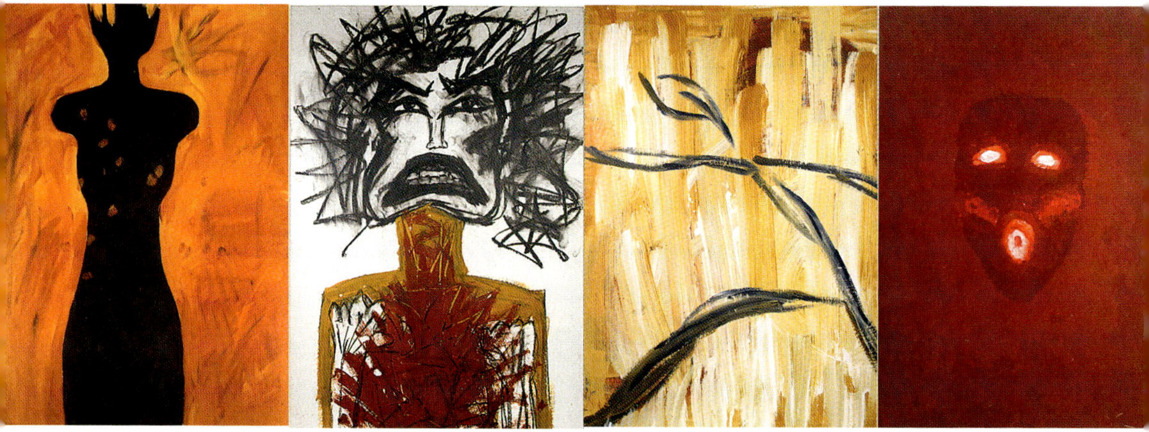

Liebe Eltern,

Magersucht verbirgt sich lange hinter allgemein akzeptierten Verhaltensweisen und äußert sich als konsequente Verwirklichung eines überall propagierten Schönheits- und Gesundheitsideals. Die meisten Menschen beenden ihre Diäten und Fastenkuren spätestens dann, wenn das gewünschte Gewichtsziel erreicht ist, und kehren zu ihren normalen Essgewohnheiten zurück, die später Magersüchtigen aber hungern weiter. Auch dann, wenn sie ihr anfängliches Zielgewicht bereits unterschritten haben.

Eltern tolerieren und unterstützen nicht selten die ersten Diäten und bewundern die Gewichtsabnahme, besonders dann, wenn sie selbst auch auf eine schlanke Figur Wert legen und sich weniger erfolgreich um eine Gewichtsabnahme bemühen. Spätestens aber, wenn das Untergewicht bedrohliche Ausmaße erreicht hat, schlägt die Bewunderung in Sorge um. Eltern versuchen durch gutes Zureden, später durch entsprechenden Druck, ihr Kind wieder zu mehr Nahrungsaufnahme zu bewegen. Aber die Magersüchtige will und kann ihre Hungerwelt nicht mehr verlassen.

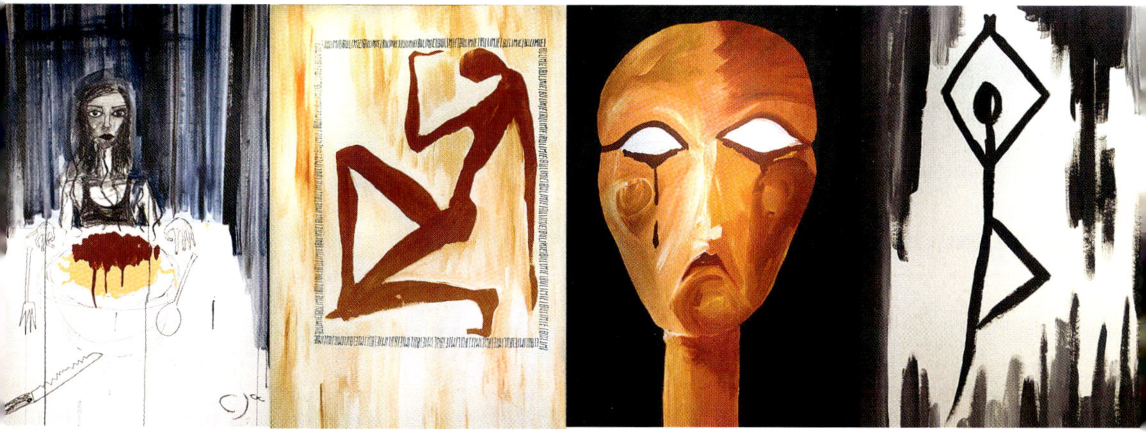

Selbstdarstellungen von Patientinnen

Unser Krankheits- und Therapieverständnis basiert auf einer jahrelangen Zusammenarbeit mit essgestörten Patientinnen und deren Angehörigen. 1989 haben wir am Max-Planck-Institut für Psychiatrie München die erste Tagesklinik für Ess-Störungen in Europa eröffnet und 1994 ein diagnosespezifisches Centrum für Ess-Störungen (TCE) mit einem eigenen Therapiekonzept entwickelt. Seit 2008 bauen wir im TCEforum eine Spezialambulanz auf mit den Schwerpunkten Früherkennung, Frühintervention und Nachsorge mit dem Ziel, die Prognose der Ess-Störungen zu verbessern.

Unser Anliegen ist es, Sie als besorgte Eltern anzusprechen, Sie zu ermutigen, sich mit der Geschichte Ihres Kindes auseinanderzusetzen und, wenn nötig, professionelle Hilfe in Anspruch zu nehmen.

Monika Gerlinghoff, Herbert Backmund
und ehemalige Patientinnen

www.tceforum.de

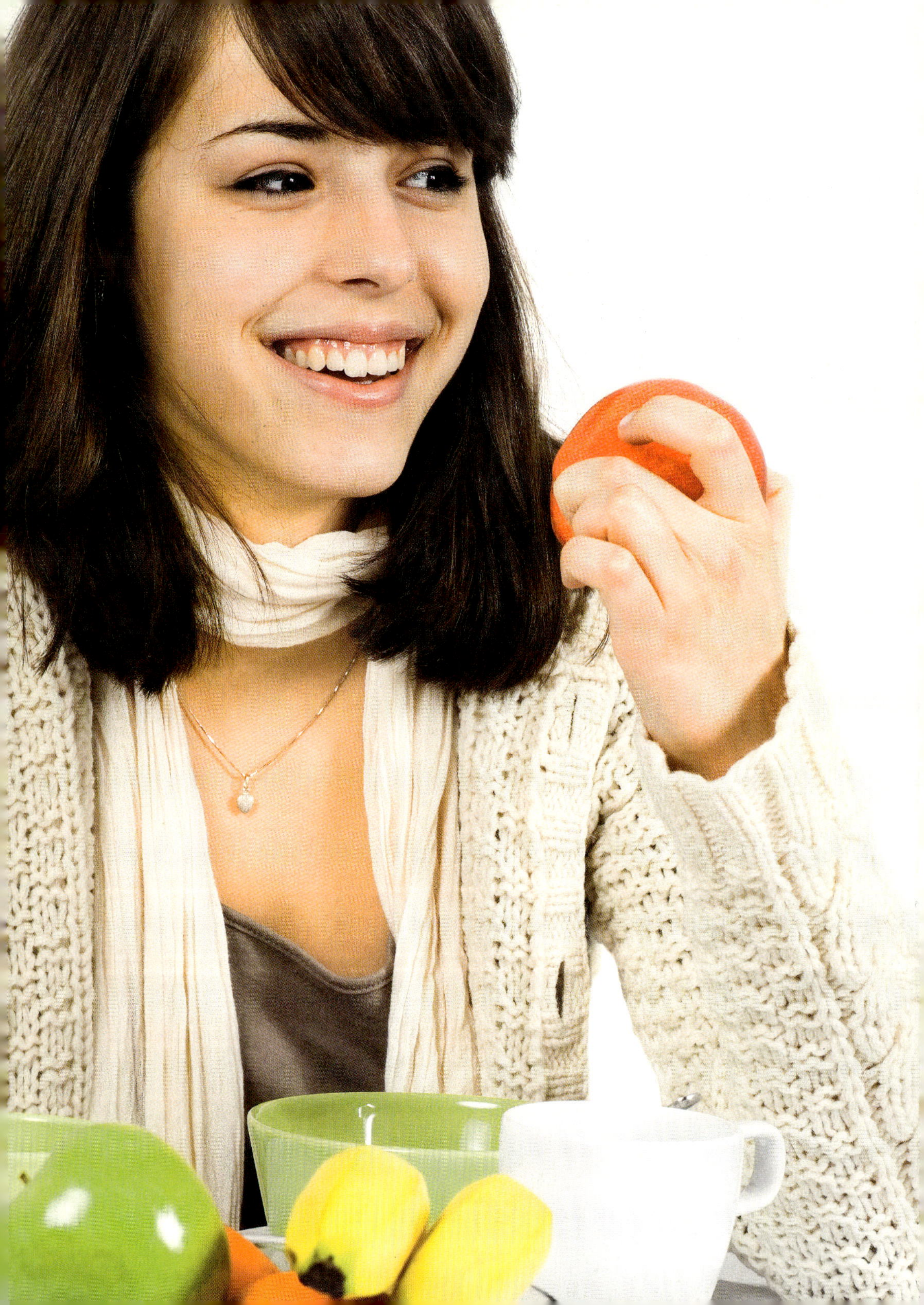

Warum Essen gar nicht so einfach ist

Das Problem liegt nicht im Vorgang des Essens. Die Frage ist vielmehr, wann, wo, was, wie viel wir essen.

Die Regulation der Nahrungsaufnahme durch Hunger und Sättigung funktioniert am ehesten noch beim Säugling am Anfang der Stillperiode. Sobald emotionale nonverbale Interaktionen möglich werden, kommen vielschichtige Funktionen und Schwierigkeiten der Ernährung hinzu. Das Spektrum reicht von überwältigender Überversorgung bis zu spürbarem Widerwillen. Essen bekommt eine dialogische Bedeutung, die ein Leben lang wirksam sein kann.

Auch die Gründe, warum jemand isst, sind individuell und von Mal zu Mal sehr unterschiedlich. Natürlich ist Essen wichtig für die Ernährung, für den Stoffwechsel. Essen ist lebensnotwendig. Aber die biologische Funktion des Essens steht für die meisten Menschen in unserer Gesellschaft nicht im Vordergrund. Es gibt viele Gründe, warum man isst: weil man Lust und Appetit hat, aus geselligem Anlass oder aufgrund gesellschaftlicher Verpflichtung, aber auch aus Langeweile, aus Kummer oder Frustration. Was wir essen, wird durch unseren kulturellen Hintergrund bestimmt.

Was wir essen, wird durch unseren kulturellen Hintergrund bestimmt.

Aus der nationalen Verzehrstudie II (Bundesministerium für Ernährung, Landwirtschaft und Verbraucherschutz) von 2008 geht hervor, dass die Deutschen zu viel essen: 66 % der Männer und 51 % der Frauen wurden nach den gewählten Kriterien (BMI, s. Seite 18) als übergewichtig oder fettleibig eingestuft. Darüber hinaus wurde deutlich, dass die Bevölkerung das Gesundheitsrisiko bei einseitiger Ernährung, übergroßer Essensmenge und körperlichem Bewegungsmangel kaum wahrnimmt.
Schon 2007 kam eine Studie einer internationalen Fachgesellschaft (IASO) zu dem Ergebnis, dass die Deutschen die dicksten Europäer sind.

Laut einer Studie des Robert-Koch-Institutes sind 15 % der Kinder und Jugendlichen im Alter von 3 bis 17 Jahren übergewichtig und 6,3 % fettsüchtig. Ein möglicherweise gestörtes Essverhalten wurde bei 11- bis 17-Jährigen mithilfe eines Screening-Instruments (SCOFF), ermittelt.
Das Ergebnis der Fragebogenuntersuchung war überraschend: 21,9 % der Kinder und Jugendlichen zeigen Symptome einer Ess-Störung.
Der Anteil der Mädchen ist mit 28,9 % fast doppelt so hoch wie der der Jungen (15,2 %). Im Alter von 11 Jahren ist der Anteil der Mädchen und Jungen mit etwa 20 % noch etwa gleich, mit zunehmendem Alter steigt die Häufigkeitskurve bei den Mädchen und sinkt bei den Jungen.

Ein besonders heikles Problem ist die Menge der Nahrung. Die natürliche Regulation scheint nicht mehr so richtig zu funktionieren, das Gefühl für Sättigung ist, pauschal gesprochen, offenbar verloren gegangen.

Die unzähligen Diäten, die in unserem Land seit Jahren gemacht, meist durchlitten werden, gelten als Beleg dafür, dass viele Menschen mit ihrem Aussehen und ihrer Figur nicht zufrieden sind, aber mit allen Bemühungen, abzunehmen, statistisch gesehen keinen Erfolg haben.

Wie hält es die Jugend mit Figur und Gewicht? Beeindruckende Erkenntnisse liefert der ab 2007 publizierte Kinder- und Jugendgesundheitssurvey (KiGGS), des Robert-Koch-Institutes. Die »Studie zur Gesundheit von Kindern und Jugendlichen in Deutschland« gibt einen repräsentativen Überblick über die Gesundheit der Kinder und Jugendlichen in Deutschland.

Ein normales Gewicht haben drei Viertel der Kinder und Jugendlichen. Aber nicht alle sind damit zufrieden. Nach ihrer eigenen Einschätzung befragt, geben sie erstaunliche Antworten: Nur ein gutes Drittel der Mädchen (36,6 %) und nicht einmal die Hälfte der Jungen (44 %) empfinden ihr Gewicht als »genau richtig«. Für zu dick halten sich knapp die Hälfte der Mädchen (49,4 %) und ein Viertel der Jungen (26,2 %).

Nur ein gutes Drittel der Mädchen (36,6 %) und 44 % der Jungen empfinden ihr Gewicht als »genau richtig«.

Beachtenswerte Ergebnisse brachte die Untersuchung der Lebensqualität der Kinder und Jugendlichen. Bei Adipösen (Fettleibigen), die ihr Gewicht selbst als »genau richtig« einschätzen, wurde eine höhere Lebensqualität ermittelt im Vergleich zu normalgewichtigen Kindern und Jugendlichen, die sich für viel zu dick halten. Das bedeutet: Die Lebensqualität der Kinder und Jugendlichen wird mehr durch das selbst empfundene Übergewicht beeinträchtigt als durch das tatsächlich auf der Waage bestimmte. Wohlbefinden muss somit nicht mit dem übereintimmen, was als gesund definiert ist, also dem normalen Gewicht.

Unzufriedenheit mit dem eigenen Körperbild ist wohl der Grund dafür, dass so viele Jugendliche absichtlich weniger essen.

Fachleute schätzen den Anteil derjenigen, die schon mindestens eine Diät gemacht haben, auf 75 %. Junge Menschen verhalten sich also in diesem Punkt genauso wie die Erwachsenen, nicht selten wie die eigenen Eltern.

Erwachsene können in der Regel so viel essen, wie sie wollen, sie können danach hungern, eine Diät nach der anderen machen, sich übergeben, Abführmittel nehmen oder joggen bis zum Umfallen: Sie sind für sich selbst und ihre Gesundheit verantwortlich.

Aber Eltern sollten Vorbilder sein, auch was Essen und Ernährung betrifft. Für Kinder ist in erster Linie das Essverhalten der Mütter wichtig, bis zum Schulalter mehr noch als das der Peergroup.

Was und wie sollte zu Hause gegessen werden? Das Wichtigste ist: ohne fanatische Ideologie! Wer Süßigkeiten strikt verbietet, riskiert, dass seine Kinder Bonbons und Schokolade heimlich verschlingen, sobald sie Gelegenheit dazu haben.

Was ist gesundes Essen? Darüber gehen die Meinungen sicher auseinander. Ernährungsfachleute empfehlen eine ausgewogene Mischung aus Fleisch, Geflügel und Fisch, viel frischem Gemüse und Obst, geringen Mengen an Fett und Kohlehydraten, viel Ballaststoffen.

Genauso wichtig wie die Beschaffenheit der Nahrung sind die Umstände, unter denen wir essen. Das fängt mit dem Zeitpunkt an. Die früher übliche Einteilung in Frühstück, Mittag- und Abendessen wird heute kaum noch praktiziert. Es gibt sicher viele Gründe, warum dieser Zeitplan nicht mehr eingehalten wer-

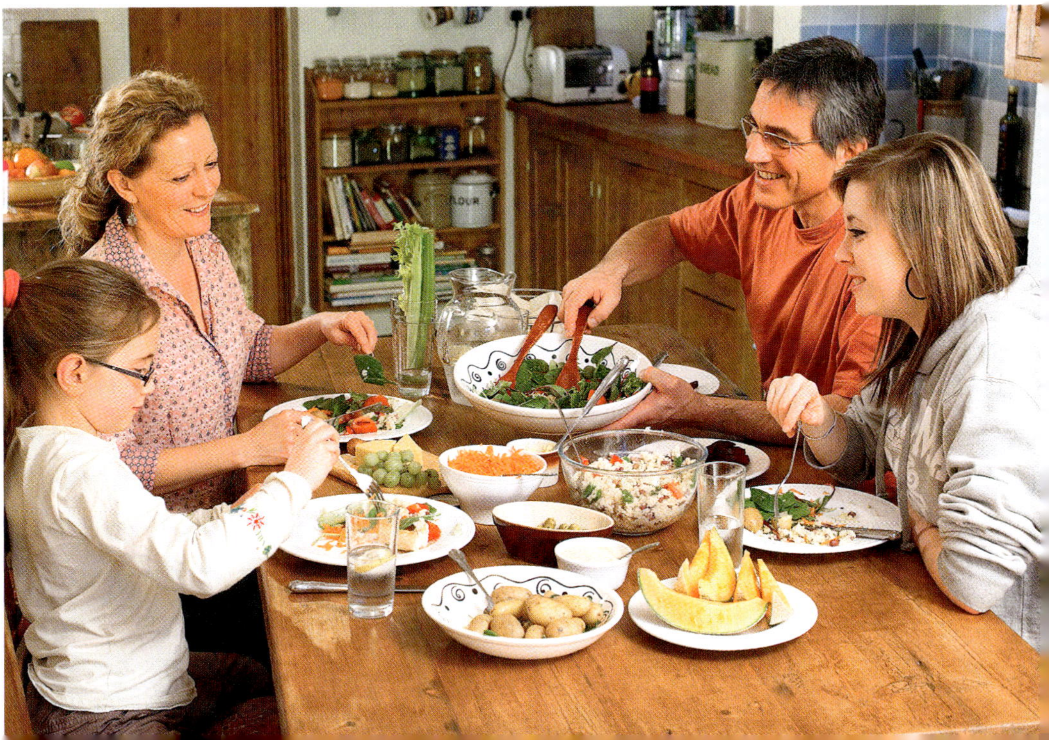

den kann. Meistens verhindern Sachzwänge eine geregelte Nahrungsaufnahme, und die Möglichkeiten, zwischendurch schnell etwas zu essen, sind unbegrenzt. Allerdings geht der Überblick über das, was über den Tag gegessen wurde, leicht verloren. Es kommt das Gefühl auf, eigentlich nichts Richtiges bekommen zu haben, und das muss, meist am Abend, ausgeglichen werden.

Nicht nur Singles, auch Familien ernähren sich heute unregelmäßig. Jeder findet zu jeder Zeit etwas im Kühlschrank, der wichtigsten Nahrungsquelle. Der dänische Familientherapeut Jesper Juul hält in seinem Buch »Was gibt's heute? Gemeinsam essen macht Familie stark« (Beltz Verlag, 2010) ein engagiertes Plädoyer für gemeinsame Mahlzeiten in der Familie, denen aus seiner Sicht eine unverzichtbare Rolle im Zusammenleben und in der Kommunikation der verschiedenen Familienmitglieder untereinander zukommt, und er gibt beachtenswerte Ratschläge, etwa zur Lösung von Konflikten.

Auch in Familien mit schulpflichtigen Kindern sind regelmäßige Mahlzeiten heute die Ausnahme.

Die kurzfristige Einführung des achtstufigen Gymnasiums und die damit verbundene Erhöhung der Stundenzahl an mehreren Wochentagen hat zwar unvermittelt mancher Schule eine Mensa beschert, aber das Problem einer womöglich gesunden Ernährung der betroffenen Schüler nicht gelöst. In der Mensa isst nämlich zum Beispiel in Münchner Schulen nur ein kleiner Teil der Schüler, das Essen schmeckt nicht, oder es ist zu teuer, und dort zu speisen gilt als »uncool«. Gemeinsames Essen im Schulalltag funktioniert nur in Ganztagsschulen und Internaten. Das ist bedauerlich, weil ein schulischer Mittagstisch auch günstige kommunikative Elemente bieten könnte. Dafür bei den Schülern zu werben wäre einen Versuch wert. Regelmäßiges gemeinsames Essen könnte den Umgang untereinander, die gegenseitige Wertschätzung verbessern oder sogar in Gang setzen. Diese Funktion des Essens wird allgemein unterschätzt.

Was wir essen, wie wir essen

- Was wir essen, wird durch unseren kulturellen Hintergrund bestimmt. Dabei ist in unseren westlichen Industriegesellschaften das Gefühl für Sättigung offenbar verloren gegangen.

- Trotz Normalgewichts halten sich viele Kinder und Jugendliche für zu dick. Diese Selbsteinschätzung hat massive Auswirkungen auf das eigene Lebensgefühl.

- Genauso wichtig wie die Qualität der Nahrung sind die Umstände, unter denen wir essen.

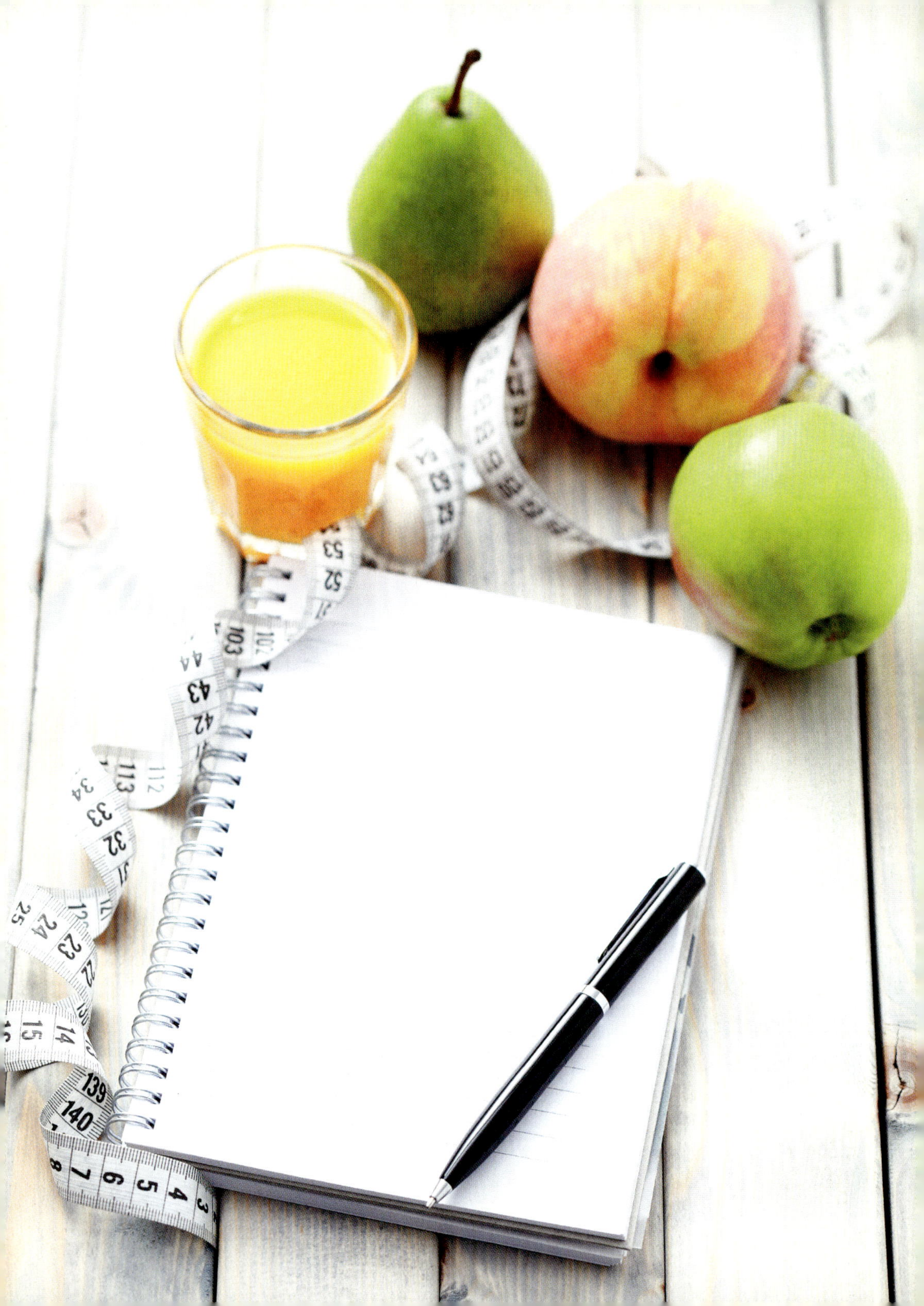

Was sind Ess-Störungen?

An Magersucht und Bulimie erkranken hauptsächlich Mädchen und junge Frauen im Alter von etwa 12 bis 25 Jahren. Bei Jungen und jungen Männern werden diese Krankheiten selten diagnostiziert.

Ess-Störungen sind aus ärztlich-therapeutischer Sicht schwerwiegende Krankheiten. Zu ihnen zählen in erster Linie die Magersucht (Anorexia nervosa) und die Ess-Brech-Sucht (Bulimia nervosa). Die Grenzen zwischen Magersucht und Bulimie sind fließend, denn bulimisches Verhalten bei Magersüchtigen ist seit Langem bekannt. In den 1980er-Jahren wurde die Bulimie, unabhängig von der Magersucht, als eigene Krankheit in die Diagnoseverzeichnisse aufgenommen. Die jeweils kennzeichnenden Symptome dieser Krankheiten sind in gebräuchlichen diagnostischen Leitlinien und Klassifikationsverzeichnissen festgelegt.

Übergewicht und Adipositas

Als Übergewicht wird ein BMI-Wert oberhalb der 90. Perzentile bezeichnet, Fettleibigkeit beginnt bei einem BMI-Wert auf der 97. Perzentile. Beide graduell unterschiedlichen Arten des Übergewichtes gelten im Vergleich zur Magersucht und Bulimie nicht als definierte Krankheiten. Die Anzahl der übergewichtigen und adipösen Kinder und Jugendlichen ist aber wesentlich höher als die der Magersüchtigen und bulimisch Kranken, und sie stellen ein erhebliches gesundheitspolitisches Problem dar.

Übergewicht und Adipositas werden nicht zu den Ess-Störungen gerechnet, obwohl sie ein erhebliches gesundheitspolitisches Problem darstellen.

15 % der Kinder und Jugendlichen im Alter von 3 bis 17 Jahren sind übergewichtig und 6,3 % adipös. In Zahlen ausgedrückt heißt das: Zum Zeitpunkt der Datenerhebung hat es in Deutschland ca. 1,9 Millionen übergewichtige Kinder und Jugendliche gegeben, davon waren ca. 800.0000 adipös (KiGGS 2007). Dabei besteht kein Unterschied zwischen Mädchen und Jungen. Die Aufteilung nach Altersgruppen zeigt einen deutlichen Anstieg von Übergewicht und Adipositas im Grundschulalter (7 bis 10 Jahre), der bei den Jungen ausgeprägter ist als bei den Mädchen.

Adipositas kommt häufiger bei Kindern vor, deren Mutter übergewichtig oder adipös ist.

Ursachen

Dass adipöse Kinder häufiger übergewichtige Mütter haben, spricht für den Einfluss des mütterlichen Essverhaltens auf das Essverhalten der Kinder. Andererseits kann dieses statistische Ergebnis auch als Beleg für eine erbliche Komponente bei der Entwicklung einer kindlichen Fettsucht gewertet werden.

Übergewicht entsteht, wenn mehr Energie zugeführt als verbraucht wird. Eine Gewichtszunahme hängt aber nicht allein von der Menge der verzehrten Nahrung ab. Eine wichtige Rolle spielt ihre Zusammensetzung. Wer zu viel Fett zu sich nimmt, kann eher dick werden. Mit einer ausgewogenen, gesunden Ernährung lässt sich bei Kindern und Jugendlichen Übergewicht weitgehend vermeiden.

Natürlich gibt es auch viele psychische Ursachen, zu viel und oft auch einseitig zu essen, etwa Süßigkeiten als Belohner, als Ausgleich für Frust und Kränkungen, aus Einsamkeit oder Langeweile. Neue Untersuchungen besagen, dass Bewegungsmangel nicht die Ursache, sondern die Folge von Übergewicht ist.

Bewegungsmangel ist angeblich nicht die Ursache, sondern die Folge von Übergewicht.

Die Folgen

Übergewicht und besonders Adipositas sind bei Kindern und Jugendlichen aus mehreren Gründen bedenklich. An erster Stelle stehen psychische Beeinträchtigungen und Begleiterscheinungen. Dicke Kinder und Jugendliche werden oft verspottet, in der Schule gemobbt und ausgegrenzt. Zum anderen ist ihre Gesundheit gefährdet: Die Häufigkeit von Zuckerkrankheit nimmt im Kindes- und Jugendalter erschreckend zu, und es kommt nicht selten zum Bluthochdruck mit all seinen Komplikationen wie

z. B. Arteriosklerose. Ferner ist bekannt, dass übergewichtige und adipöse Kinder und Jugendliche sehr häufig ihr Zuviel an Gewicht bis ins Erwachsenenalter beibehalten.

Es gibt also gewichtige Gründe, Übergewicht und Adipositas möglichst früh anzugehen und zu behandeln.

Übergewicht oder Untergewicht? Der BMI

Das Körpergewicht spielt für die diagnostische Zuordnung einer Ess-Störung eine wichtige Rolle. Für eine vergleichbare Bewertung hat sich international die Bestimmung des Körper-Masse-Index (Body Mass Index, BMI) durchgesetzt. Begriffe wie Normalgewicht oder Idealgewicht werden nicht mehr verwendet.

Der BMI wird nach folgender Formel berechnet:

$$\text{BMI} = \frac{\text{Gewicht (kg)}}{\text{Größe (in m)} \times \text{Größe (in m)}}$$

Beispiel: Eine erwachsene Person mit einem Gewicht von 63 kg und einer Größe von 1,72 m hat einen BMI von 21,3 (63 : [1,72 × 1,72])

Nach der Empfehlung der WHO gelten folgende BMI-Bereiche:
> Normalbereich: 18,50 bis 24,99
> Untergewicht: < 18,50
> Übergewicht: > 25,00

Für die Diagnose der Magersucht ist ein BMI von 17,5 und darunter festgelegt.

Der BMI gilt für Erwachsene ab etwa 20 Jahre. Für Kinder und Jugendliche muss der jeweilige BMI-Wert auf einer sogenannten Perzentilen-Kurve (s. unten) zum Alter in Beziehung gesetzt werden, um der kindlichen Entwicklung gerecht zu werden. Für Mädchen und Jungen gibt es getrennte Perzentilenkurven. Bei

Perzentilen-Kurven für Kinder und Jugendliche bis 18 Jahre

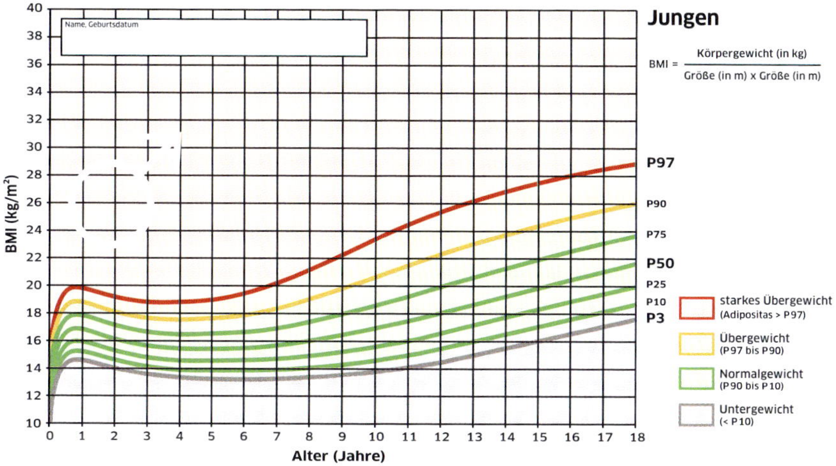

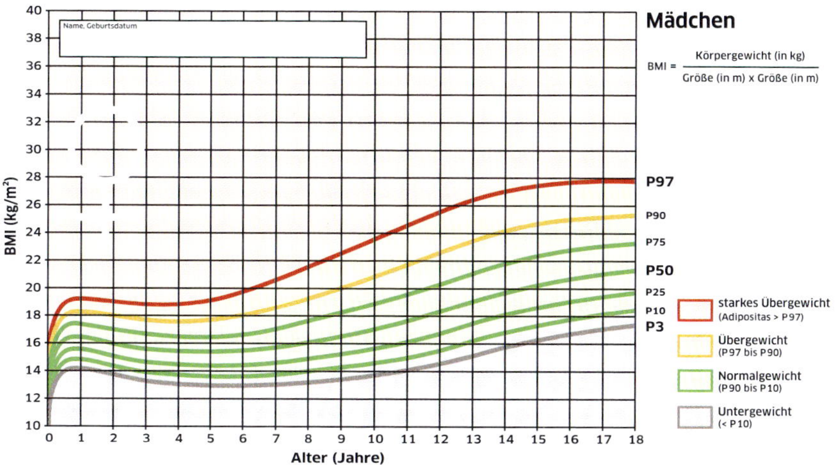

BMI-Werten unterhalb der 10. Perzentile muss die Diagnose einer Magersucht erwogen werden.

Die Zusammensetzung der Körpermasse lässt sich mit dem BMI nicht beurteilen, d.h., es kann nicht unterschieden werden, ob ein bestimmtes Gewicht auf Muskelmasse oder Bauchspeck beruht. (Neuerdings wird empfohlen, den Bauchumfang zu messen!)

Obwohl der BMI aus einfachen Messgrößen berechnet werden kann, unterliegt die Gewichtsbestimmung auf der Waage einigen Tücken. Wiegen in Kleidung z.B. ist bei Magersüchtigen nicht hilfreich. Durch Wassertrinken kann das Gewicht beträchtlich manipuliert werden.

Durch Wassertrinken kann das Gewicht beträchtlich manipuliert werden.

Die Krankheitszeichen

Die Symptome bei Magersucht und Bulimie sind vielfältig und unterscheiden sich je nach Art der Störung. Neben den äußeren Merkmalen – zu niedriges Körpergewicht, abnormes Essverhalten – gibt es nicht so augenfällige, zum Teil psychische Krankheitssymptome, die es zu erkennen gilt. Beiden Ess-Störungen gemeinsam ist die ausgeprägte Abhängigkeit des Selbstwertgefühls von Körpergewicht und Figur. Sie führt sowohl bei der Magersucht als auch bei der Bulimie zu zwangsartigen Maßnahmen, um das Gewicht zu reduzieren bzw. zu regulieren. Außerdem kommt es im Krankheitsverlauf nicht selten zu einem Übergang von der einen Ess-Störung zur anderen.

In diesem Buch geben wir die offiziellen Diagnosekriterien der einzelnen Ess-Störungen in etwas gekürzter und vereinfachter Form wieder.

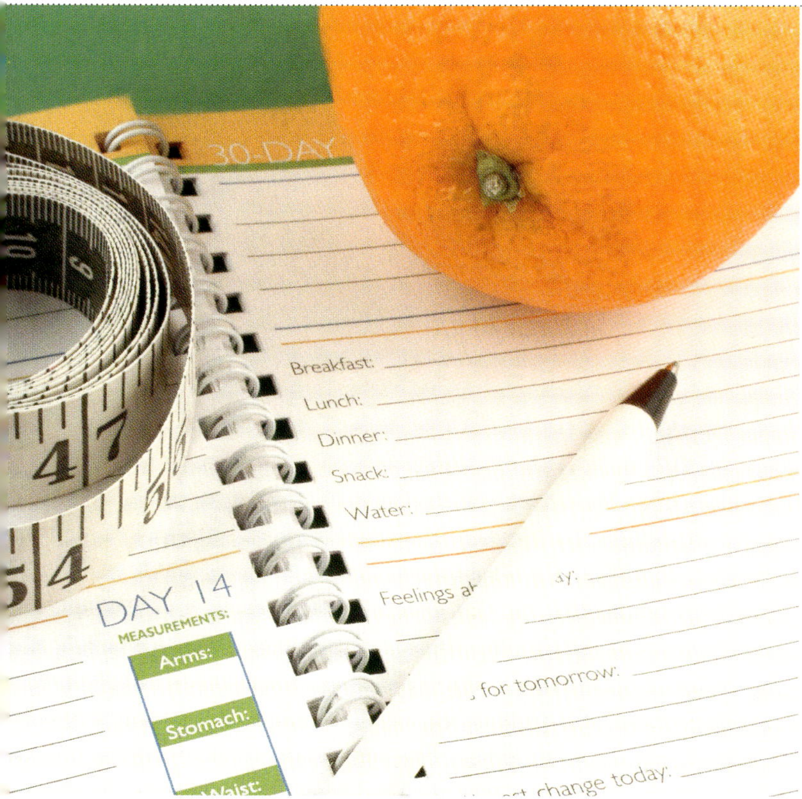

Magersucht, Anorexia nervosa

Symptome:

- Zu niedriges Körpergewicht, BMI 17,5 oder weniger
- Der Gewichtsverlust wurde selbst herbeigeführt
- Große Angst, dick zu werden
- Verzerrte Wahrnehmung von Gewicht und Figur und übertriebener Einfluss des Gewichtes auf das Selbstwertgefühl
- Ausbleiben der Monatsblutung (Amenorrhö). Bei Krankheitsbeginn vor der Pubertät kommt der Zyklus nicht in Gang.

Ein häufiges, wichtiges Symptom, das nicht zu den typischen Merkmalen der Magersucht zählt, ist der gesteigerte Bewegungsdrang. Viele Magersüchtige bewegen sich extrem viel, um ihren Energieverbrauch zu steigern. Sie benützen keinen Fahrstuhl und keine Rolltreppe, gehen stundenlang ins Fitness-Studio, sie joggen, fahren viele Kilometer mit dem Fahrrad, lernen, lesen und hören Musik im Stehen, sie halten sich durch ständiges Putzen in Bewegung. Einige Magersüchtige leiden unter einem Bewegungsdrang, der, unabhängig von der das Gewicht reduzierenden Wirkung, von den Betroffenen regelrecht zwanghaft Besitz ergreift. Sie scheinen sich bewegen zu müssen, auch wenn sie längst erschöpft sind. Dieser quälende Bewegungsdrang kann auch therapeutisch ein erhebliches Problem darstellen.

Bei der Magersucht können zwei Formen unterschieden werden:

> eine asketische (restriktive, passive) Form; das bedeutet, die Verminderung des Gewichtes erfolgt nur durch Hungern und übermäßige Bewegung,
> eine bulimische (binge-purging- oder aktive) Form; das bedeutet, die Gewichtsreduktion wird durch aktive Maßnahmen wie willentliches Erbrechen, Missbrauch von abführenden oder entwässernden Medikamenten etc. bewirkt.

Weitere Symptome sind: ein fast zwangsartiger Perfektionismus und ein permanent empfundener Druck, Höchstleistungen erbringen zu müssen. Zunächst bewirken beide Symptome hervorragende Ergebnisse in der Schule, was besonders den Eltern die Einsicht erschwert, dass ihre Tochter krank ist. Selbst nach Überwindung des krankhaften Essverhaltens kann sich der Zwang, perfekt sein zu müssen und alles unter Kontrolle zu haben, ungünstig auswirken, etwa auf eine Partnerschaft oder, schlimmer noch, auf die Erziehung eigener Kinder, vor allem dann, wenn spontane Emotionalität und Zuwendung durch Perfektionismus ersetzt werden und somit schwerwiegende Defizite verursacht werden.

Hervorragende Ergebnisse in der Schule erschweren besonders den Eltern die Einsicht, dass ihre Tochter krank ist.

Bulimie, Ess-Brechsucht, Bulimia nervosa

Bulimie heißt so viel wie Stierhunger und bedeutet das Verschlingen großer Nahrungsmengen, das nicht durch ein Hungergefühl ausgelöst wird. Im Zusammenhang mit Magersucht ist bulimisches Verhalten seit Langem bekannt, und die Bulimie wurde ab 1980 als eigene Ess-Störung in die Diagnoseverzeichnisse aufgenommen.

Die wichtigsten Merkmale der Bulimie sind nach den Leitlinien (vereinfacht):

> Heißhungeranfälle, bei denen große Mengen Nahrung verschlungen werden
> Kompensatorische Maßnahmen zur Vermeidung einer Gewichtszunahme wie willentliches Erbrechen, Hungern, Missbrauch von Abführmitteln etc.
> Ausgeprägte Abhängigkeit des Selbstwertgefühls von Körpergewicht und Figur
> Die Störung tritt nicht ausschließlich bei einer Episode von Magersucht auf.

Kompensatorische Maßnahmen

Die Kranken setzen eine Reihe kompensatorischer Maßnahmen überlegt ein, um die Folgen (vermeintlich) zu viel genossener Kalorien, also eine Gewichtszunahme, zu vermeiden. Am bekanntesten ist das freiwillige Erbrechen, das manche perfekt beherrschen, andere, die dazu nicht in der Lage sind, benutzen Abführmittel, entwässernde Medikamente oder andere Stoffe, die gewichtsreduzierend wirken (z. B. Schilddrüsenhormon). Einige Patientinnen unterziehen sich nach einem Essanfall für mehrere Tage einer Nulldiät. Schwierig zu beurteilen sind oft körperliche Bewegungsprogramme, die Grenze zwischen üblichem sportlichem Training und krankhaft gesteigertem Bewegungsdrang ist nicht klar zu ziehen.

Ess-Sucht, Binge Eating Disorder

Diese Form einer Ess-Störung ist nach ICD 10 keine eigenständige Krankheit sondern eine besondere Form der Bulimie.

Im Unterschied zur Bulimie unternehmen die Betroffenen keine kompensatorischen Maßnahmen zur Gewichtsregulierung, sodass es allmählich zu einer Gewichtszunahme kommt. Die Essanfälle sind mit einer erheblichen psychischen Belastung verbunden wie Ekel vor sich selbst, Deprimiertheit und quälenden Schuldgefühlen. Nicht das Übergewicht ist für die Diagnose entscheidend, sondern die mit dem gestörten Essverhalten einhergehenden psychischen Störungen.

Die Essanfälle sind verbunden mit Ekel vor sich selbst, Deprimiertheit und quälenden Schuldgefühlen.

Nach bisherigen Erkenntnissen betrifft die Ess-Sucht überwiegend das Erwachsenenalter und wird deshalb hier nicht ausführlich beschrieben.

Ess-Störung als Querschnittsdiagnose

Als Querschnittsdiagnose verstehen wir die Feststellung einer bestimmten Ess-Störungs-Form zu einem bestimmten Zeitpunkt. Nicht selten kommt es im Krankheitsverlauf zu einem Übergang von einer Form einer Ess-Störung in eine andere.

Etwa die Hälfte der ursprünglich restriktiv Magersüchtigen kann im Verlauf der Krankheit die strikte Nahrungseinschränkung nicht durchhalten. Es kommt zunächst sporadisch, schließlich immer häufiger und dann regelmäßig zu Heißhungeranfällen, etwa, wenn eine Magersüchtige dem Druck in der Familie, zu essen, nicht länger standhalten kann. Es entwickelt sich dann ein bulimisches Verhalten, und aus einer Anorexia nervosa vom asketischen Typ wird eine Anorexia nervosa vom Binge-purging-Typ. Kommt es unter diesem Verhalten zu einer Gewichtszunahme und steigt der BMI über den Wert von 17,5, so muss die

Ess-Störung bei der gleichen Patientin als Bulimia nervosa bezeichnet werden.

Umgekehrt kann eine Kranke mit Übergewicht eines Tages kompensatorische Maßnahmen zur Gewichtsverminderung einsetzen, also bulimisches Verhalten praktizieren, sodass schließlich die Diagnose einer Bulimia nervosa gestellt werden muss. Bei erfolgreicher Gewichtsreduktion und unverändertem Krankheitsverhalten tritt schließlich eine Magersucht vom Binge-purging-Typ auf. Somit kann es beim gleichen kranken Menschen durch eine Verschiebung von Symptomen im Zeitverlauf zu verschiedenen Diagnosen einer Ess-Störung kommen.

Daten zur Epidemiologie

Ess-Störungen beginnen fast immer im Kindes- oder Jugendalter und setzen sich im Erwachsenenalter fort. Es erkranken hauptsächlich Mädchen und junge Frauen im Alter von etwa 12 bis 25 Jahren. Magersucht kann schon vor der Pubertät beginnen. Die Häufigkeit der Magersucht wird in der Fachliteratur mit 0,5–1% angegeben. Jungen und Männer erkranken selten an Magersucht, etwa im Verhältnis 1 zu 10.

Bulimie beginnt sehr selten vor dem 12. Lebensjahr, die Häufigkeit dieser Ess-Störung beträgt um die 3%, die Dunkelziffer dürfte hoch sein. Wiederum erkranken daran mehr Mädchen und junge Frauen als Männer.

Berufe, bei denen Gewichtsgrenzen vorgegeben oder erwartet werden, gelten als Risiko für die Entwicklung einer Ess-Störung. Bei Models, Tänzerinnen oder Tänzern oder bei einigen Sportarten ist der Anteil Essgestörter, hauptsächlich Magersüchtiger vom bulimischen Typ, zum Beispiel höher als in der altersentsprechenden Normalbevölkerung.

Historische Bemerkungen

In den Medien finden die Ess-Störungen immer wieder viel Beachtung, wenn es um Prominente geht oder bei tragischen Todesfällen. Beschuldigt werden der Überfluss in der heutigen Zeit und der Schlankheits- und Fitnesswahn, der unsere Gesellschaft beherrscht. Aber Ess-Störungen haben eine Geschichte.

Eine der ersten ausführlichen Beschreibungen der Magersucht im heutigen Sinne stammt aus dem Jahr 1691 von dem Engländer Richard Morton. Er veröffentlichte die Krankengeschichte eines Mädchens, das mit 17 erkrankte und zwei Jahre später starb. Er erwähnt charakteristische Symptome der Magersucht und auch die ablehnende Haltung der Kranken gegenüber jeglicher Behandlung.

Im Jahr 1873 erschienen unabhängig voneinander zwei wissenschaftliche Arbeiten über Magersucht, nämlich in Paris von Ernest Charles Lasegue und in London von Sir William Gull.

Die Ärzte der damaligen Zeit wussten schon, dass hauptsächlich Mädchen und junge Frauen zwischen 15 und 23 Jahren erkranken, selten junge Männer. Sie beschrieben das fehlende Krankheitsgefühl trotz fortgeschrittener Abmagerung und eine merkwürdige Ruhelosigkeit sowie den Einfluss der Familie auf das Krankheitsgeschehen. Überwiegend wurde eine vorübergehende Trennung der Kranken von den Angehörigen empfohlen.

In deutschen Fachzeitschriften ist damals kaum etwas über Magersucht zu lesen. Allerdings hat Heinrich Hoffmann mit der Geschichte vom Suppenkaspar 1845 dieser Krankheit ein Denkmal gesetzt.

Aus der Geschichte der Ess-Störungen geht hervor, dass sich Ärzte und Therapeuten von jeher schwergetan haben im Umgang mit den Kranken und es trotz unzähliger Versuche keine Behandlungsmethode gibt, die einen Erfolg garantiert.

Achten Sie auf die Symptome

> Betroffene haben auf S. 75 ff. eine Liste von Symptomen zusammengetragen, die wichtige Hinweise auf Magersucht bzw. Bulimie geben können.

> Kennzeichnend für Ess-Störungen ist die ausgeprägte Abhängigkeit des Selbstwertgefühls von Körpergewicht und Figur. Um ihr Idealgewicht zu erreichen, wollen sich die Erkrankten ständig bewegen, bis hin zur Sucht, zum quälenden Bewegungsdrang.

> Manche an Bulimie Erkrankten beherrschen perfekt die Möglichkeit, sich freiwillig zu erbrechen. Andere benutzen Abführmittel, entwässernde Medikamente oder Hormone, die gewichtsreduzierend wirken.

> Etwa die Hälfte der ursprünglich Magersüchtigen kann die strikte Nahrungseinschränkung nicht durchhalten. Es kommt dann bald zu regelmäßigen Heißhungeranfällen, und die Ess-Störung kann sich zu einer Bulimie entwickeln.

> Die Anzahl der übergewichtigen und adipösen Kinder und Jugendlichen ist wesentlich höher als die der Magersüchtigen und bulimisch Kranken. Obwohl ihre Gesundheit gefährdet ist, werden Übergewicht und Adipositas nicht als Krankheit definiert.

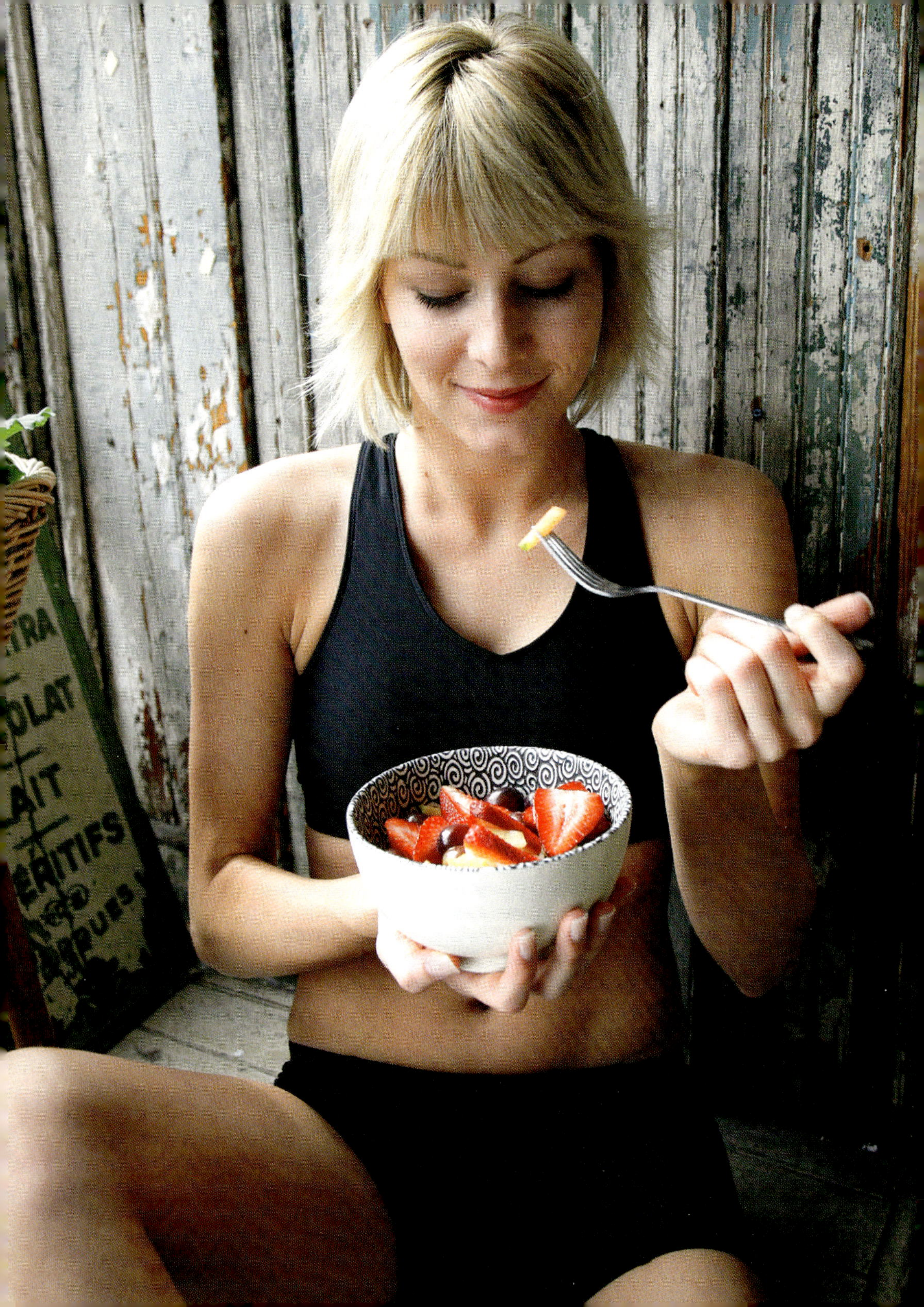

Leben mit einer Ess-Störung

Weniger zu essen wird zunächst als Erfolg erlebt, bald führt die Ess-Störung aber zu gravierenden Beeinträchtigungen. Trotzdem suchen viele Betroffene viel zu spät therapeutische Hilfe.

Wer mit Ess-Störungen und Essgestörten nicht vertraut ist, kann nicht ermessen, wie stark diese Krankheiten das tägliche Leben der Betroffenen verändern und es schließlich beherrschen.

Zunächst erleben Magersüchtige und bulimisch Kranke ihre Ess-Störung als Gewinn. Sie wird mit der Bewunderung derer belohnt, die es nicht so gut schaffen, schlank zu werden. Daraus erwächst die Kraft, sich auch in der Schule keine Schwäche zu erlauben wie die anderen.

Auch wenn die Bewunderung der Eltern allmählich in Sorge umschlägt, so ist das in den Augen der Essgestörten ein weiterer Beweis dafür, auf dem richtigen Weg zu sein, als Person wahrgenommen zu werden. Und es ist Ansporn, das tägliche Pensum an Lernen, Joggen, Treppenlaufen, Fahrradfahren und jeden sonstigen Kalorienverbrauch noch zu steigern. Sie fühlen sich nicht krank, auch wenn sie einsam und traurig geworden sind, wenn das Sitzen schmerzhaft, das Treppensteigen mühsam wird und die Konzentration nachlässt.

Zudem ist, im Falle bulimischen Verhaltens, die Entdeckung, dem Hunger nachgeben zu können, sich alles gönnen zu dürfen, was lange verboten war, sich Frust, Kränkungen und Verletzungen einfach wegessen zu können, ohne mit einer Gewichtszunahme bestraft zu werden, wie ein Zaubermittel, mit dem die Widrigkeiten des Lebens spielend zu bewältigen sind.

Aber bulimisches Verhalten hat seinen Preis. Wenn die Anfälle von Heißhunger zunehmen, die Menge der verschlungenen Nahrung größer wird, wächst allmählich die Schwierigkeit, das heimliche Essritual in der Familie, in der Partnerschaft oder im Beruf hinter der Fassade eines ausgeglichenen, lebensbejahenden, stets fröhlichen jungen Menschen zu verbergen.

Obwohl bei nicht wenigen dieser Jugendlichen der Ekel vor sich selbst zunimmt und körperliche Beschwerden spürbar werden, dauert es unendlich lange, bis sie fremde Hilfe annehmen. Magersüchtige gehen nicht zum Arzt, weil sie sich nicht krank fühlen, bulimisch Kranke hindert oft die Scham daran, ihr schließlich als pervers empfundenes Verhalten offenzulegen. Die Überzeugung vieler Essgestörter, sie könnten ihr abnormes, krankhaftes Verhalten von einem Tag auf den anderen aufgeben, wenn sie es nur wollten, ist ein großer Irrtum.

Bei beiden Ess-Störungen sind die Betroffenen der Zwanghaftigkeit, mit der die Krankheitssymptome von ihnen Besitz ergreifen, völlig ausgeliefert. Ess-Störungen spielen sich in erster Linie im Kopf ab. Das zwanghafte, permanente Denken an Essen – die Organisation von Essattacken oder Bewegungsprogrammen, der Kommentar widerstreitender innerer Stimmen – beherrscht den Geist und lässt immer weniger Raum für andere Gedanken und Vorstellungen zu. Andere Themen wie etwa Schule oder Beruf geraten immer mehr in den Hintergrund. Hinzu kommt noch eine besondere Denkweise der Essgestörten, die sie selbst »sich abwerten« nennen und die für einen Außenstehenden schwer nachvollziehbar ist. Das heißt: Sie fühlen sich bei jeder Gelegenheit als Versagerin, als untüchtig, wertlos, dumm oder langweilig und uninteressant. Sie geben sich auch dort die Schuld, wo sie nicht im Mindesten verantwortlich sind.

Essgestörte fühlen sich bei jeder Gelegenheit als Versager, als wertlos, dumm und uninteressant.

Ursachen von Ess-Störungen

Bisher gibt es keine einfache Erklärung dafür, wie Ess-Störungen entstehen. Nach heutiger Vorstellung bedingt das Zusammenwirken verschiedener Einflussgrößen die Entstehung einer bestimmten Ess-Störung. Wir sprechen von einem multidimensionalen Entstehungsmodell mit biologischen, psychosozialen und soziokulturellen Faktoren. Nach unserer Überzeugung werden Forschungsergebnisse aus der Neurobiologie und Genetik für das Verständnis der Ursachen an Bedeutung gewinnen.

An einer genetisch vermittelten Krankheitsdisposition, die bei einer Reihe psychiatrischer Erkrankungen unterstellt werden muss, haben wir auch im Fall der Ess-Störungen keinen Zweifel. Eine genetische Krankheitsdisposition bedeutet nicht, dass ein Individuum zwangsläufig erkrankt. Erst durch das Zusammentreffen mit anderen ursächlichen Faktoren kommt es zum Ausbruch der betreffenden Krankheit. Ob für einen Teil des jeweils pathologischen Verhaltens Erklärungsmodelle, wie sie für stoffgebundene Süchte entwickelt wurden, auch z. B. bei der Magersucht angewendet werden können, bleibt offen. Immerhin ist vorstellbar, dass auf dem Boden einer genetischen Disposition durch ein über einige Zeit anhaltendes Erfolgserlebnis durch freiwilliges Hungern ein Mechanismus in Gang gesetzt wird, der schließlich das zwanghafte Aufrechterhalten einer ursprünglich als positiv erlebten Verhaltensweise bewirkt. Auch einzelne Symptome, wie der schließlich als quälend empfundene Bewegungsdrang, sind vermutlich Ausdruck einer neurobiologischen Störung.

Offensichtlich gibt es eine genetisch vermittelte Krankheitsdisposition für Magersucht.

Der bei Weitem wichtigste individuelle Risikofaktor für die Entstehung einer Ess-Störung ist das weibliche Geschlecht. Persönliche Eigenschaften wie ein gering ausgeprägtes Selbstbewusstsein, eine starke Abhängigkeit von der Meinung nächster Bezugspersonen, ein Hang zum Perfektionismus und ein oft extrem hoher Leistungsanspruch kommen hinzu.

Auch die Familien Essgestörter legen häufig großen Wert auf Leistung, verbunden mit einem ausgeprägten Harmoniebedürfnis innerhalb der Familie, bei geringer Außenorientierung und kaum gelebter Emotionalität untereinander.

Soziokulturelle Faktoren schließlich bestimmen das Klima in einer Gesellschaft, in der Ess-Störungen mehr oder weniger gut gedeihen können. Unter Fachleuten gibt es eine Diskussion darüber, ob die Ess-Störungen als kulturgebundene Krankheiten zu verstehen sind, d.h., ob Strömungen in einer Gesellschaft das Auftreten von Ess-Störungen begünstigen oder nicht. Wir glauben, dass diese Frage für Magersucht und Bulimie unterschiedlich zu beantworten ist, und stützen unsere Meinung auf sorgfältige Analysen in der Fachliteratur. Danach wird die Häufigkeit, mit der Anorexia nervosa als Krankheit auftritt, kaum

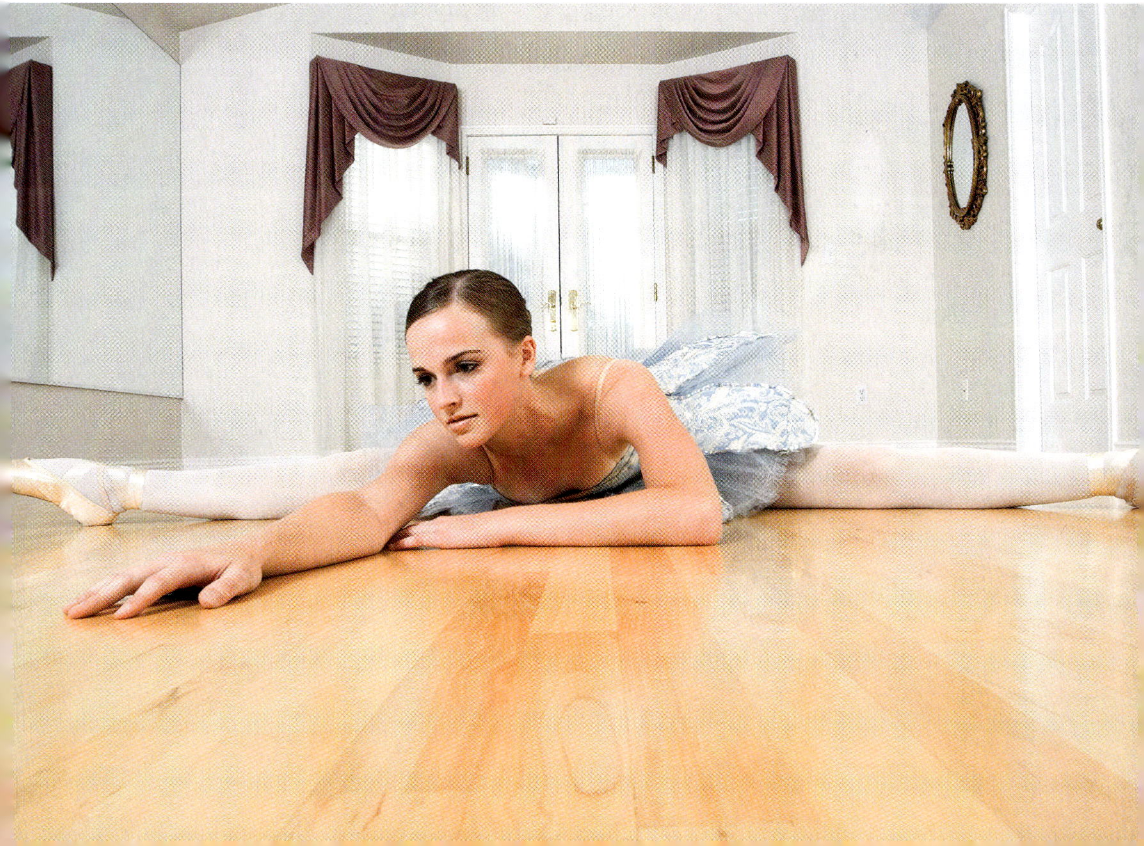

von soziokulturellen Trends beeinflusst, sehr wohl aber die der Bulimia nervosa, die während der letzten Jahrzehnte in den Industrieländern deutlich zugenommen hat – und auch in den nach westlichem Muster lebenden Metropolen der Dritten Welt.

Die Medien berichten von einer erheblichen Zunahme der Ess-Störungen einschließlich der Magersucht. Zwei Berufsgruppen sind dabei in das öffentliche Interesse gerückt, nämlich Sportler und Models. Manche Sportler wollen aus Wettbewerbsgründen möglichst leicht sein, etwa Skispringer. In der Modebranche stehen sowohl Kleidergrößen als auch die extreme Magerkeit einzelner Models zur Debatte. Aktualisiert wurde die Diskussion durch einige aufsehenerregende Fälle, z. B. den Tod eines magersüchtigen Models 2006 in São Paulo. Seitdem gibt es in einigen Ländern Auftrittsverbote für Models mit einem BMI unterhalb 18, in Deutschland wurde 2007 die Initiative »Leben hat Gewicht« vom Bundesministerium für Gesundheit gegründet.

Aktionen dieser Art sind zu begrüßen, weil Models gerade für selbstunsichere, heranwachsende Mädchen ein Vorbild abgeben, das dank der superschlanken Figur für Glück und Coolness steht. Auch ein Verbot oder zumindest eine Beschränkung in der Herstellung von Jeansgrößen, in die sich auch ein junger Mensch hineinhungern muss, ist ein guter Schritt. Wir meinen, dass ein Verbot besonders dünner Puppen ebenfalls erwogen werden sollte, weil die Zielgruppe für diese Produkte überwiegend im Vorschulalter zu suchen ist, in dem das Bild einer erstrebenswerten Figur vielleicht noch nicht so fest geprägt ist.

Durch Verbote kleiner Jeansgrößen, ausgezehrter Models, extrem schlanker Sportler oder unnatürlich dünner Puppen wird die Krankheit Magersucht allerdings nicht verschwinden. Im ausgehenden 19. Jahrhundert gab es keine Werbung, kein Fern-

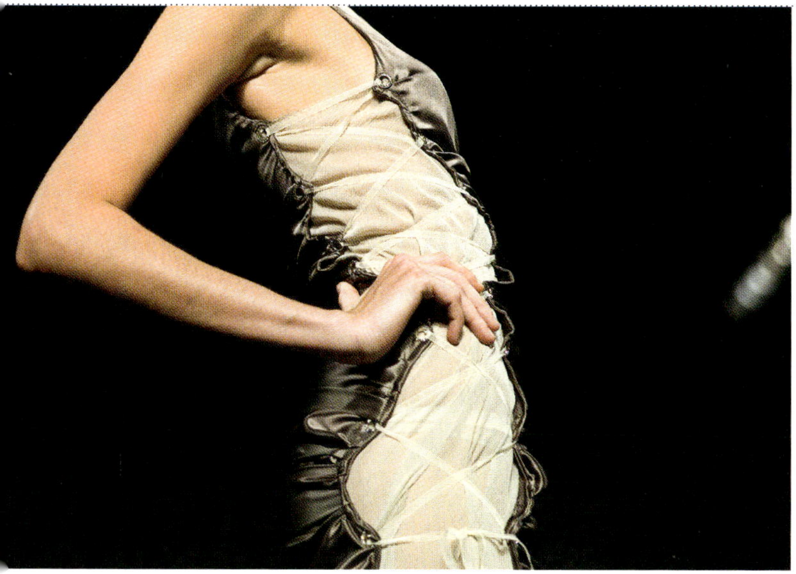

sehen, keine Models und keine Jeans. Aber gerade in dieser Zeit wurde die Krankheit Anorexia nervosa (erneut) beschrieben. Ohne genetische Disposition kann sich nach unserer Überzeugung keine Magersucht entwickeln. Hingegen ist für junge Mädchen und Frauen, die nicht nur ihren Selbstwert, sondern auch ihre berufliche Karriere mit einer schlanken Figur in Verbindung bringen, bulimisches Verhalten zumindest eine Zeit lang ein Weg, den selbstgesetzten oder von außen erwarteten Körpermaßen zu entsprechen. Die Bulimie gilt daher als eine kulturgebundene Erkrankung, die im Gegensatz zur Magersucht in Ländern der Dritten Welt kaum vorkommt.

Außer superschlanken Models sind auch besonders dünne Puppen für Kinder problematisch.

Auslöser

Bei einigen Betroffenen lassen sich Ereignisse, Erlebnisse oder Schicksalsschläge am Beginn einer Magersucht erkennen. Solche »Auslöser« haben nichts mit den Ursachen zu tun.

Manchen wird die Star-Rolle, die sie lange Zeit in der Familie innehatten, plötzlich streitig gemacht, zumeist durch ein Geschwister. Bei anderen lassen sich einschneidende Lebensereignisse, z. B. ein Schulabschluss, als Auslöser bestimmen. Nach Beendigung der Schule fällt für viele ein bis dahin wesentlicher Halt fort, die Basis ihres Daseins, ihres Leistungsbeweises und damit ihrer Selbstbestätigung.

Notwendigen Entscheidungen und Initiativen, wie der Wahl einer Ausbildung oder eines Studiums, fühlen sich diese jungen Menschen nicht gewachsen, zumal der Anspruch, den sie an sich stellen, immens ist. Einige wollen nicht nur den Ausbildungsstand ihrer Eltern erreichen, sondern ihn möglichst noch überbieten oder sie haben das Bedürfnis, eine Karriere anzustreben, die den Eltern nicht möglich war. Viele meinen, mit ihrer Ausbildungs- und Berufswahl ein für alle Mal irreversibel über Glück und Unglück ihres zukünftigen Lebens zu entscheiden.

Andere erleben vor dem Krankheitsausbruch den Verlust einer wichtigen Bezugsperson, von der sie innerlich abhängig waren und die ihnen Halt bedeutete, wie Mutter, Vater, Großvater oder Großmutter. Der Verlust kann real stattgefunden haben durch Tod oder Scheidung, oder es kann sich um einen drohenden Verlust handeln, etwa aufgrund der Tatsache, dass ein Elternteil einen neuen Partner hat.

Bei einigen Jugendlichen sind solche Ereignisse plausibel nachzuweisen; bei anderen hat man den Eindruck, dass die generellen Anforderungen und Konflikte aus bzw. in der Phase der Pubertät zu Auslösern für die Erkrankung werden. Diese Jugendlichen haben im Vergleich zu Gleichaltrigen, abgesehen von ihren intellektuellen Leistungen, eine Vielzahl von Defiziten. Sie sind schlecht gerüstet, die entscheidenden Aufgaben der Pubertät zu meistern. Sie haben das Gefühl, vor einem riesigen Abgrund zu stehen, und können sich nicht vorstellen, das Leben eines Erwachsenen zu führen, mit all den Anforderungen, die sich daraus ergeben.

Viele Essgestörte sind in totaler Abhängigkeit von ihren Eltern aufgewachsen. Die wussten immer, was richtig und falsch ist, trafen jede Entscheidung für sie und wollten Versuche in Richtung Eigenständigkeit nicht zulassen. Nicht wenige Magersüchtige nehmen die Ablösung gar nicht erst in Angriff. Trennung ist für alle Beteiligten so bedrohlich, dass der Ausbruch der Magersucht davor schützen muss und die Bedingungen dafür schafft, weiterhin in gegenseitiger Abhängigkeit zu leben.

Viele Essgestörte sind in totaler Abhängigkeit von ihren Eltern aufgewachsen.

Medizinische Komplikationen

Medizinische Begleiterscheinungen und Komplikationen sind im Verlauf der Ess-Störungen nahezu unvermeidlich. Sie können mehrere Organsysteme betreffen, aber mit sehr unterschiedlicher Bedeutung. Manche sind eher harmlos, etwa Haarausfall, andere, z.B. Herzrhythmusstörungen, können bedrohlich werden.

Art und Schweregrad von Komplikationen hängen von der Form der Ess-Störung ab: ob eine Patientin an einer asketischen Form der Magersucht leidet, ob ein bulimisches Verhalten vorliegt oder ob durch Essanfälle ohne kompensatorische Maßnahmen allmählich ein Übergewicht entsteht; und nicht zuletzt, welche kompensatorischen Maßnahmen verwendet werden.

Wir wollen hier ausschließlich häufigere Störungen im Zusammenhang mit einer Ess-Störung beschreiben. Sehr seltene Komplikationen, wie sie in der Fachliteratur beschrieben werden, lassen wir beiseite.

Ein frühes, nahezu obligates Symptom bei Magersucht ist die Amenorrhö, d.h. das Ausbleiben der Menstruation, vermutlich abhängig vom Ausmaß des eingetretenen Untergewichtes. Beginnt die Magersucht vor der Pubertät, kommt es gar nicht erst zum Einsetzen der Menstruation. Wenn eine Jugendliche oder junge Frau die Pille nimmt, so darf aus der sogenannten Abbruchblutung nicht geschlossen werden, dass die Amenorrhö behoben ist und damit keine Magersucht mehr besteht. Die Verordnung der Pille zur Vermeidung einer Osteoporose – einer bei Magersucht nicht seltenen Begleiterscheinung – ist ärztlich umstritten. Bulimische Patientinnen haben gelegentlich Störungen des Monatszyklus, auch eine Amenorrhö kommt vor.

Ausbleiben der Menstruation, Herz-Kreislauf-Störungen, Magenschmerzen – das sind nur einige der häufigeren Krankheitszeichen.

Wichtige Krankheitszeichen im Verlauf der Magersucht sind Herz-Kreislauf-Störungen, vor allem erniedrigter Blutdruck und eine Verlangsamung des Herzschlages, der selten, vor allem nachts, auch Werte unter 30 pro Minute erreichen kann. Bei deutlich untergewichtigen Magersüchtigen, die in eine Klinik aufgenommen werden müssen, empfehlen wir deshalb am Anfang eine 24-stündige Registrierung der Herzfrequenz. Bei Kindern und Jugendlichen mit Anorexie besteht nicht selten ein Herzbeutelerguss, der meistens im Lauf einer Gewichtszunahme wieder verschwindet.

Verdauungsprobleme und Magenschmerzen treten bei allen Ess-Störungen häufig und nahezu ausnahmslos auch am Beginn einer praktischen Ernährungstherapie auf. Über Völlegefühl und Blähungen auch nach geringer Nahrungsaufnahme klagen Magersüchtige, Obstipation (Verstopfung) ist häufig.

Im Verlauf einer Bulimie wird, wenn es zu einer Steigerung der Nahrungs- und Flüssigkeitsmengen kommt, die Magenwand gedehnt. Bei plötzlicher Überdehnung kann es sehr vereinzelt, zu einem Bruch der Magenwand kommen. Häufiges Erbrechen führt nicht selten durch die Säure des Magensaftes zu einer Schädigung der Zahnhälse (Karies). Aber auch die Speiseröhre kann gereizt werden und Symptome eines Refluxes bewirken. Eine ernst zu nehmende Folge häufigen Erbrechens sind auch der Flüssigkeitsverlust und damit der Verlust an wichtigen Mineralsalzen, in erster Linie an Kalium. Kaliummangel kann Störungen der Herzaktion hervorrufen oder die Nieren schädigen.

Unter den bekannten Störungen des Hormonsystems (endokrinen Systems) bei Ess-Störungen ist eine Erniedrigung eines Schilddrüsenfunktionswertes (des T3-Wertes) wichtig. Dieser Befund bedeutet nicht, dass eine behandlungsbedürftige Unterfunktion der Schilddrüse besteht. Wir fassen diesen Befund als Ausdruck einer Sparmaßnahme des Organismus bei Unterernährung auf, eine Hormongabe ist nicht angebracht.

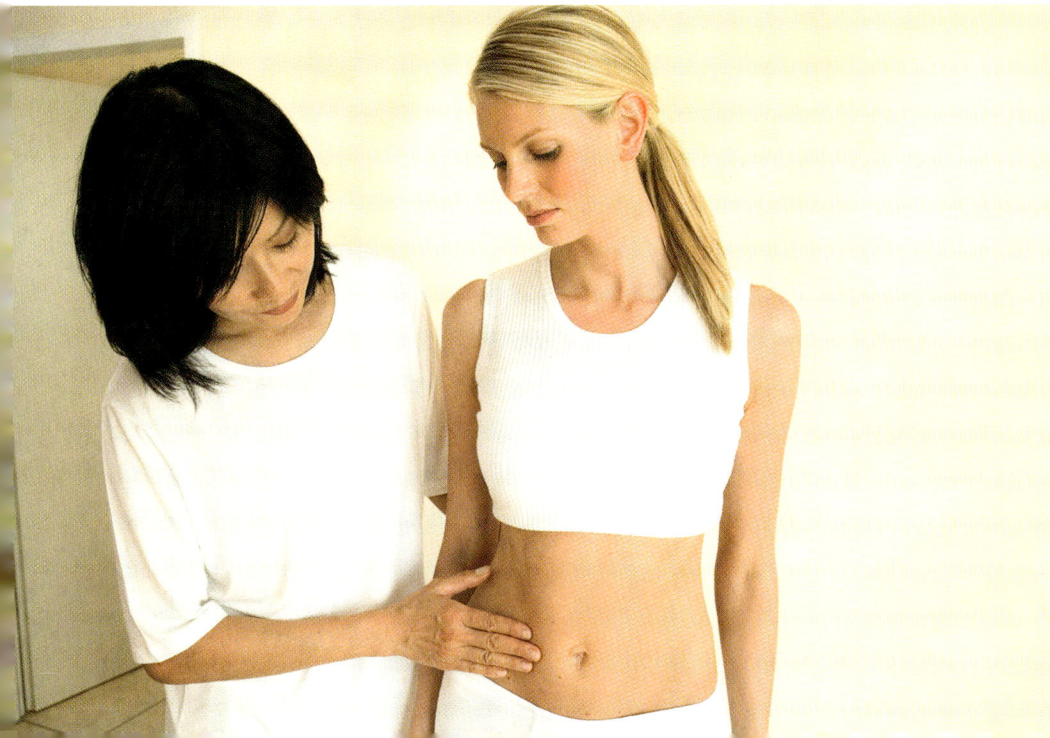

Auch die Amenorrhö ist natürlich eine hormonelle Störung. Wenn die Magersucht vor der Pubertät beginnt, kann es sehr selten zu einer Wachstumsstörung kommen; falls ein entsprechender Verdacht besteht, sollte das Knochenalter bestimmt werden. Die erhöhte Gefahr einer Osteoporose bei Ess-Störungen haben wir schon erwähnt. Magersüchtige leiden häufig unter einer trockenen Haut, manchmal ist an den Armen und im Gesicht eine feine Behaarung zu beobachten, die sogenannte Lanugo-Behaarung, die Ursache ist unbekannt.

Häufig besteht die Gefahr einer Osteoporose, viele Magersüchtige leiden auch unter trockener Haut.

Bei der Behandlung stark untergewichtiger Magersüchtiger können ebenfalls Komplikationen auftreten, wenn die sogenannte Wiederauffütterung (Realimentation) zu rasch und forciert durchgeführt wird. Das hängt mit dem Stoffwechsel des anorganischen Phosphates zusammen. Stark untergewichtige Menschen entwickeln u. a. auch einen chronischen Phosphatmangel, der aber keine erkennbaren Symptome verursacht. Wird nun unvermittelt dem Organismus viel Energie in Form von Kohlehydraten (z. B. Glukose) zugeführt, so kommt es durch plötzliches Ankurbeln der phosphatverbrauchenden Glykolyse zu einem akuten Phosphatmangel, und dieser ist ein wichtiger Bestandteil des sogenannten Refeeding-Syndroms, das mit schwerwiegenden Komplikationen einhergehen und zum Tod führen kann.

Aus diesem Grund haben wir ein eigenes Ernährungsprogramm für stark untergewichtige Patientinnen mit Anorexie entwickelt. Dabei wird Energie für die ersten Tage der Wiederauffütterung in Form einer trinkbaren Nahrung mit festgelegtem Gehalt an Nährstoffen, Mineralsalzen und Spurenelementen zugeführt. Das Refeeding-Syndrom kann unabhängig von der Art der Nahrungszufuhr auftreten, d. h. sowohl bei intravenösen Infusionen als auch bei oraler Ernährung.

Ess-Störungen sind schwerwiegende Krankheiten mit ungünstiger Prognose

> Die Grenzen zwischen Magersucht und Bulimie sind fließend. An Magersucht und/oder Bulimie erkranken hauptsächlich Mädchen und junge Frauen zwischen 12 und 25 Jahren.

> Übergewicht und Adipositas gelten nicht als definierte Krankheiten, obwohl sie unter Kindern und Jugendlichen weitaus verbreiteter sind als Magersucht.

> Für Magersucht und Bulimie charakteristisch sind zwanghafte Verhaltensweisen, die auf eine Gewichtsreduktion bzw. -regulierung abzielen. Da der Organismus Mangelzustände lange Zeit toleriert, ohne dass Beschwerden auftreten, ist die medizinische Diagnose nicht einfach.

> Wie Ess-Störungen ursächlich entstehen, lässt sich bisher nicht eindeutig erklären. Zweifellos gibt es eine genetische Disposition; diese allein ist jedoch nicht ausschlaggebend.

> Persönliche, familiäre und soziokulturelle Faktoren kommen hinzu.

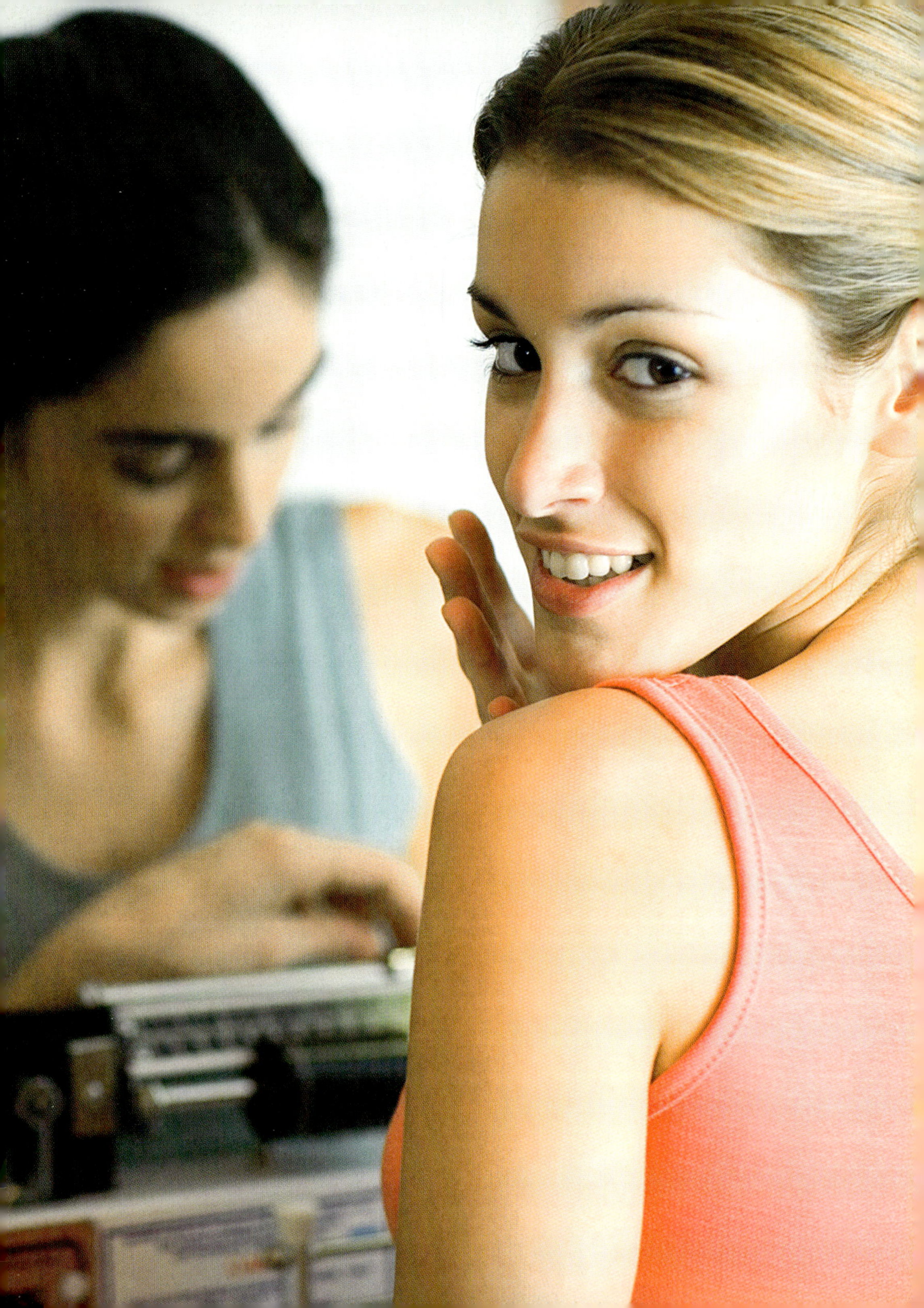

Therapie

Ess-Störungen müssen professionell behandelt werden. Psychotherapie ist die Methode der Wahl, und zwar in Verbindung mit einer praktischen Ernährungstherapie. Aber oft vergehen Jahre, ehe eine Diagnose gestellt und die notwendige Behandlung begonnen wird.

Der mühsame Weg in eine Behandlung

Günstig für einen Therapieerfolg ist der möglichst frühe Beginn einer Behandlung. Aber es dauert meist viele Monate, manchmal Jahre, bis bei einem jungen Menschen eine Ess-Störung erkannt wird. Selbst eine zunehmende Abmagerung wird in der Familie nicht selten erstaunlich spät wahrgenommen. Bulimisches Verhalten bleibt auch engen Angehörigen lange Zeit verborgen, wenn sich das Gewicht der Betroffenen im Normalbereich bewegt. Magersüchtige und bulimische Patientinnen versuchen, ihr gestörtes Essverhalten so lange wie möglich geheim zu halten.

Hinweise auf Magersucht oder Bulimie

Es sind dies in Verbindung mit Hungern und Gewichtsabnahme über ein vernünftiges Maß hinaus: auffallende Essgewohnheiten wie zum Beispiel extrem langsames Essen, Essen mit Stäbchen, Löffeln von Flüssigkeiten, Auswendiglernen von Kalorientabellen, Abwiegen von Nahrungsmitteln, Vermeiden gemeinsamer Mahlzeiten, vermehrter Umgang mit Nahrung wie Einkaufen, Kochen, Backen, Lesen von Kochbüchern, Mästen der Familie bei eigener Nahrungsverweigerung, ständiges Reden über Essen, Gewichtsabnahme trotz reichhaltiger Nahrungszufuhr, wobei der Verdacht des Erbrechens nahe liegt, Klagen über Appetitlosigkeit, Völlegefühl, Übelkeit, Verstopfung, Frieren, Ausbleiben der Menstruation, Hungern trotz Untergewichts, trotz Bitten und Ermahnung der Eltern. Weitere eher allgemeine, für die Ess-Störungen aber typische Phänomene in Kombination mit übermäßigem Hungern oder übermäßigem Essen sind Leistungssteigerung, übertriebene sportliche Aktivitäten sowie Schlaf- und Konzentrationsstörungen, depressive Verstimmungen, Gereiztheit und Rückzug in die Isolation.

Bereits zu einem relativ frühen Zeitpunkt suchen Betroffene durchaus schon Hausärzte, Pädiater, Internisten, Gynäkologen, nicht aber Psychotherapeuten auf. Selbstverständlich wird die Diagnose von einer Reihe der Kollegen bereits gestellt, leider aber nicht von der Mehrzahl. Kommen Magersüchtige auf Drängen der Eltern in die Sprechstunde, so sind sie in der Regel bemüht, ihre Symptomatik zu verharmlosen, mit dem Anliegen, den Arzt zu täuschen und die Eltern zu beruhigen, um dann weiter hungern zu können. Werden dann keine ernsten medizinischen Befunde erhoben, die erst zu einem späteren Zeitpunkt auftreten können, sind alle Beteiligten zunächst einmal wieder beruhigt.

Viele Eltern sind zunächst überzeugt, ihrer Tochter allein, ohne therapeutische Unterstützung, helfen zu können.

Aber selbst, wenn die Diagnose gestellt und eine Psychotherapie für notwendig gehalten wird, ist der Weg dorthin in der Regel noch lang. Denn Vorbehalte gegen Psychotherapie, Psychiatrie oder entsprechende klinische Einrichtungen sind in unserer Gesellschaft noch immer sehr verbreitet. Das gilt besonders für Familien, die sich als intakt, harmonisch und psychisch stabil erleben und nicht einsehen können, dass ihre Tochter, die weiterhin ausgezeichnete Leistungen erbringt, mit ihrem »Hungertick« psychisch krank sein soll.

Eine psychische Erkrankung in einer scheinbar intakten Familie mutet geradezu absurd an. Das führt dazu, dass viele Eltern zunächst der festen Überzeugung sind, ihrer Tochter allein, ohne therapeutische Hilfe, wieder zu einem normalen Essverhalten verhelfen zu können. Sie sind überzeugt, die Problematik in den Griff zu bekommen, zumal sie ihren Erziehungsstil nicht infrage stellen.

Besonders Väter neigen zu autoritären Maßnahmen, um dem in ihren Augen pubertären Verhalten zu begegnen. Das mag verständlich sein, nicht zuletzt, weil die Magersüchtigen nicht nur den Familienfrieden stören, sondern eine ganze Familie an den Rand der Verzweiflung bringen können, doch sind derartige Maßnahmen in Bezug auf die Beeinflussung der Krankheit sinnlos. Sie führen außerdem dazu, das pathologische Verhalten der Erkrankten zu verstärken. Nicht selten geben Magersüchtige dem Druck der Eltern nach, mehr zu essen, und erbrechen anschließend. Dann ist es meist nur eine Frage der Zeit, bis nicht nur die Mahlzeiten anschließend wieder erbrochen werden, sondern zusätzlich Fressanfälle auftreten, die das Suchtverhalten verstärken und damit die Prognose weiter verschlechtern.

Eltern wollen immer wieder wissen, wie sie ihrer Tochter im familiären Bereich zu einem vernünftigen Essverhalten verhelfen können. Sie möchten die Fäden in der Hand behalten, die Kontrolle über ihr Kind nicht hergeben und lange Zeit nicht einsehen, dass es sich bei Magersucht und Bulimie um Krankheiten handelt, nicht zuletzt deshalb, weil sie sich selbst verletzt, gekränkt und bloßgestellt fühlen. Psychotherapie lehnen sie aus einer tief sitzenden Voreingenommenheit ab, sie haben negative Assoziationen an schon einmal Gehörtes oder Gelesenes und empfinden eine solche behandlungsbedürftige Krankheit als persönliche Niederlage und als Schande – im Gegensatz zu einer somatischen Krankheit.

Behandlungsmöglichkeiten

Für die Behandlung von Ess-Störungen ist – wie gesagt – Psychotherapie die Methode der Wahl. Es gibt ein breites Spektrum von angewandten Verfahren. Im Vordergrund stehen kognitiv-verhaltenstherapeutische und tiefenpsychologische Methoden. Behandlungen werden als Einzel- oder Gruppentherapie ambulant, teilstationär und stationär durchgeführt.

Das Alter der Betroffenen muss dabei berücksichtigt werden. Bei Kindern und Jugendlichen ist die Einbeziehung der Familie notwendig. Sowohl für die Behandlung von Kindern und Jugendlichen als auch von Erwachsenen haben die entsprechenden medizinischen Fachgesellschaften Leitlinien herausgebracht.

Bei Kindern und Jugendlichen ist die Einbeziehung der Eltern notwendig.

Eine Behandlung der Magersucht mit Psychopharmaka ist nicht angezeigt. Bei einzelnen Betroffenen kann aber, etwa zur Angst- oder Spannungsreduktion, die Anwendung geeigneter Medikamente vorübergehend hilfreich sein.

Auch für die Behandlung der Bulimia nervosa ist nach bisherigen Erkenntnissen ein psychotherapeutischer Ansatz dem pharmakologischen überlegen. Wie bei einigen Magersüchtigen können bei einzelnen bulimisch Kranken geeignete Psychopharmaka vorübergehend nützlich sein.

Vor jeglicher Behandlung Essgestörter müssen in Abhängigkeit vom Schweregrad der Störung orientierende oder spezifische medizinisch-diagnostische Maßnahmen durchgeführt werden.

Bei der Anorexia nervosa ist einer der Gradmesser der BMI. Nach den Behandlungsleitlinien der Deutschen Gesellschaft für Psychiatrie, Psychotherapie und Nervenheilkunde ist bei einem BMI unter 15 eine stationäre Aufnahme notwendig, bei Kindern und Jugendlichen bei einem BMI unter der 3. Perzentile. Dabei muss berücksichtigt werden, dass einige Magersüchtige durch geeignete Maßnahmen – meistens Wassertrinken – vor einer ärztlichen Untersuchung ihr Gewicht manipulieren und damit den BMI nach oben verschieben. Aus dieser Erfahrung heraus plädieren wir dafür, dass die Indikation zu einer stationären Untersuchung auf einer jugendmedizinischen oder internistischen Abteilung eher großzügig gehandhabt werden sollte.

Bei bulimisch Kranken gibt es keine dem BMI entsprechende Messgröße. Wir richten uns bei einer Indikation für eine stationäre Untersuchung und Beobachtung nach der Anzahl der täglichen Essanfälle mit Erbrechen oder dem Missbrauch von abführenden und entwässernden Medikamenten und nach der aktuellen Gefahr medizinischer Komplikationen.

Verlauf und Prognose

Ess-Störungen gehören zu den hartnäckigen Krankheiten mit Neigung zu Rückfällen und chronischem Verlauf. Behandlungen können langwierig sein und müssen gelegentlich wiederholt werden. Aufgrund von mehrjährigen Verlaufsbeobachtungen kann festgestellt werden, dass etwa 50 bis 70 % der Essgestörten ihre Krankheit überwinden oder so weit gebessert sind, dass sie mit ihrem Leben zurechtkommen. Wir vermeiden es, von Heilung zu sprechen, in der Überzeugung, dass die Gefährdung – vor allem in Krisenzeiten – bestehen bleibt. Auch nach erfolgreicher Überwindung einer Ess-Störung kann noch nach Jahren, meist im Zusammenhang mit einem gravierenden Lebensereignis, ein pathologisches Essverhalten – Hungern oder Essattacken – wieder auftreten.

Nach erfolgreicher Überwindung einer Ess-Störung können noch Jahre später Hungern oder Essattacken wieder auftreten.

Das Therapie-Centrum für Ess-Störungen (TCE)

Wir haben Anfang der 80er-Jahre, damals noch am Max-Planck-Institut für Psychiatrie in München, damit begonnen, ein eigenes Konzept zur Behandlung von Patientinnen im Alter von 15 bis 30 Jahren mit einer Ess-Störung zu entwickeln. Das Konzept war von Beginn an kognitiv-verhaltenstherapeutisch orientiert.

Es wurde überwiegend im Rahmen einer diagnosespezifischen Behandlungseinheit als Gruppentherapie praktiziert.

Das Therapieprogramm ist inhaltlich und zeitlich strukturiert und setzt sich aus verschiedenen Therapiebausteinen zusammen, zu denen ein praktisches Esstraining und kreatives Arbeiten gehören. Ein wichtiges Merkmal ist bis heute das Prinzip des Selbstmanagements.

1989 haben wir die erste Tagesklinik in Europa eröffnet. Ein wichtiger Schritt in der Entwicklung des Konzeptes war die Einführung Therapeutischer Wohngemeinschaften (TWG) im Herbst 1993. Damit konnte der Grundsatz der Eigenverantwortung und der gegenseitigen Unterstützung im vorübergehenden Zusammenleben auf die Bedingungen des Alltags übertragen werden. Für die meisten Patientinnen war und ist bis heute der therapiebegleitende Aufenthalt in einer TWG anstelle einer vollstationären Behandlung ein großer Gewinn.

Zu den Leitlinien unseres Konzeptes im TCE gehören die Akzeptanz der Patientinnen als Expertinnen ihrer Krankheit, der Umgang auf Augenhöhe, die Förderung der Hilfe untereinander und die Transparenz der therapeutischen Schritte.

Essprogramm

Unabhängig von der Art einer Psychotherapie gehört nach unserer Überzeugung eine praktische Ernährungstherapie zum unverzichtbaren Bestandteil der Behandlung Essgestörter. Magersüchtige und bulimisch Kranke haben es verlernt, mit Lebensmitteln und Speisen gesund und ungezwungen umzugehen. Dem steht schon die im Verlauf der Krankheit praktizierte, immer strengere Einteilung in verbotene und erlaubte Nahrung entgegen. Auch die Auswahl von Lebensmitteln für eine Essattacke erfolgt nach krankheitsspezifischen Kriterien.

Magersüchtiges und bulimisches Essverhalten gehören zu den schwerwiegenden, hartnäckigen Symptomen, die eine spezifische Behandlung erfordern. Wir erleben nicht selten, dass Essgestörte im Verlauf einer ambulanten Psychotherapie zwar sehr viel Klärendes und Hilfreiches über sich erfahren; aber an ihrem pathologischen Essverhalten ändert sich nichts. Diese Symptome werden oft in den Sitzungen nicht einmal angesprochen. Aufgrund jahrelanger Erfahrung behaupten wir, dass sich das krankheitsspezifische Essverhalten auch nach noch so erfolgreicher Psychotherapie nicht einfach in Luft auflöst.

Die Kranken haben es verlernt, mit Speisen gesund und ungezwungen umzugehen.

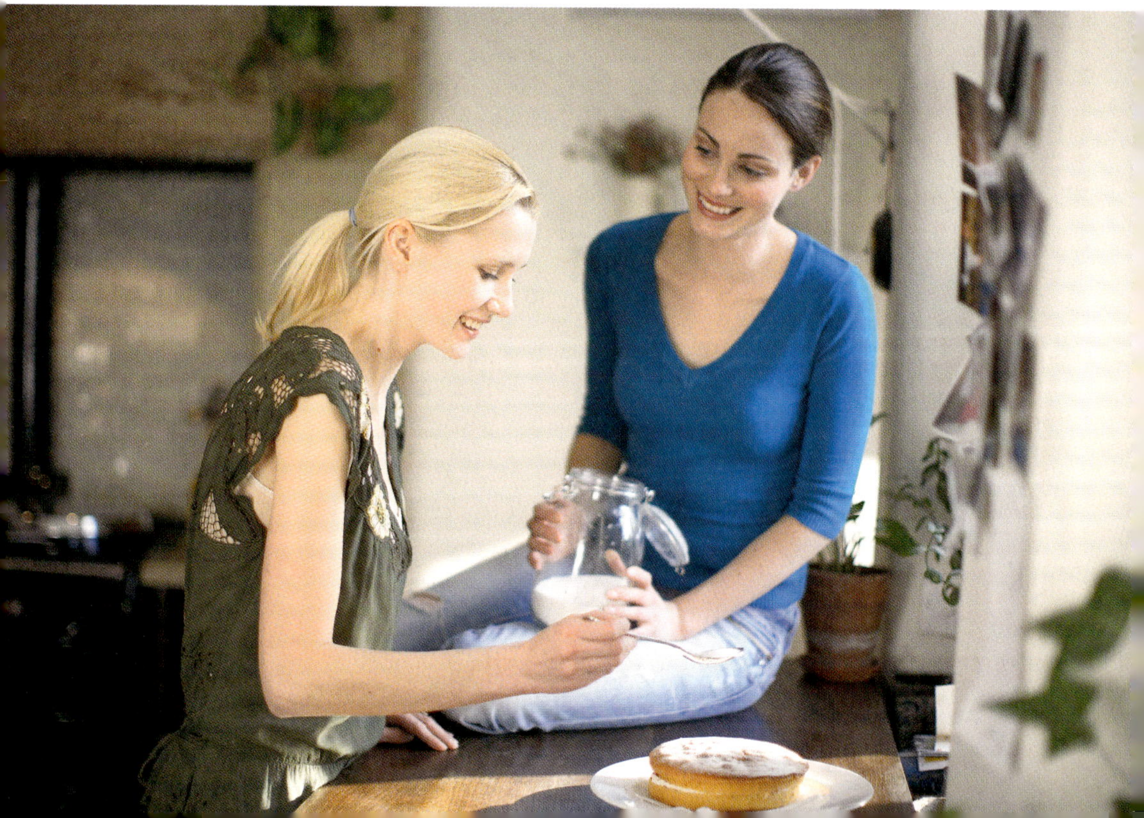

Magersüchtige und bulimisch Kranke müssen wieder lernen, zu essen, in normalen Mengen, in gesunder Zusammensetzung und in angemessenen Zeiten, das heißt, Essgestörte müssen wieder lernen, Mahlzeiten einzunehmen. Dieser Lernprozess ist mit großen Ängsten verbunden. Deshalb eignet sich eine Gemeinschaft von Betroffenen im Rahmen einer Gruppentherapie auch für ein praktisches Esstraining am besten und ist für jede Einzelne besonders hilfreich.

Eine Gemeinschaft von Betroffenen eignet sich für ein praktisches Esstraining am besten.

In dem von uns entwickelten TCE-Konzept hat das Essprogramm eine zentrale Bedeutung.

TCEforum

Zum Endes des Jahres 2007 haben wir die Leitung des Therapie-Centrums für Ess-Störungen abgegeben und zusammen mit einigen ehemaligen Patientinnen ab Frühjahr 2008 das TCEforum (www.TCEforum.de) entwickelt und in einigen Räumen eingerichtet mit dem Ziel, die Prognose der Ess-Störungen zu verbessern.

Im Vordergrund steht der Aufbau des ambulanten Münchner Therapiemodells für Ess-Störungen – einer Spezialambulanz von der Primärprävention bis zur Nachsorge.

Dabei geht es um Früherkennung und Frühintervention von Ess-Störungen bei Kindern und Jugendlichen unter 15 Jahren, weil ein möglichst früher Behandlungsbeginn die Prognose verbessert. Dazu bieten wir eine Reihe von Veranstaltungen für Kinder und Jugendliche, die wir ins Forum einladen, an. Zusammen mit ehemaligen Patientinnen versuchen wir, mit einzelnen Schulklassen sowohl über gesunde Ernährung und Ess-Störungen als auch über andere jugendrelevante Themen ins Gespräch zu kommen. Wir informieren Eltern und Lehrer, aber auch Angehörige medizinisch-therapeutischer Berufe über unser Krankheits- und Therapieverständnis.

Für Kinder und Jugendliche im Alter von acht bis 15 Jahren mit Verdacht auf eine Ess-Störung im Frühstadium bieten wir einmal im Monat einen Familienworkshop an. Wesentlicher Bestandteil sind dabei das gemeinsame Zubereiten und Einnehmen von Mahlzeiten.

Zum anderen ist die Nachsorge nach abgeschlossener Therapie ein Schwerpunkt im Forum, weil auch nach erfolgreicher Behandlung Rückfälle in symptomatisches Verhalten häufig sind. Wir wollen dadurch wiederholte Krankenhausbehandlungen vermeiden und somit eine Chronifizierung der Ess-Störungen verhindern. Dazu führen wir regelmäßig sogenannte Refresh-Wochenenden u. a. mit Esstraining und Kunstworkshops durch.

Nachsorge nach abgeschlossener Therapie bildet einen weiteren wichtigen Schwerpunkt.

Als niederschwelliges Beratungsangebot betreiben ehemalige Patientinnen jeden Samstag von 15 bis 18 Uhr das Café »Is(s) was!?« für alle Interessierten.

Charakteristika der Arbeit im Forum sind:

- Formloser, niederschwelliger Zugang
- Einbindung von ehemaligen Patientinnen in alle Aktivitäten
- Praktisches Essprogramm mit Diätassistentin
- Essprogramm parallel zu einer ambulanten Psychotherapie und in der Nachsorge
- Selbstmanagement unter fachlicher Supervision
- Persönliche Onlineberatung (beratung@tceforum.de)

Ein weiterer Schwerpunkt liegt in einer generationsübergreifenden Katamnese, also der Überprüfung des verhaltenstherapeutischen TCE-Konzeptes in einem Zeitraum von etwa 25 Jahren.

Eine Therapie aus verschiedenen Bausteinen

> Die Behandlungsmethode der Wahl ist die Psychotherapie in Verbindung mit einer Ernährungstherapie.

> Das von uns entwickelte TCE-Konzept ist ein kognitiv-verhaltenstherapeutisch orientiertes Gruppenmodell. Zu den verschiedenen Bausteinen gehören ein praktisches Esstraining und kreatives Arbeiten.

> Das TCEforum dient der Früherkennung von und Frühintervention bei Ess-Störungen sowie der Nachsorge für ehemalige Patientinnen.

> Unsere gesamte Arbeit ist darauf ausgerichtet, die Prognose der Ess-Störungen zu verbessern.

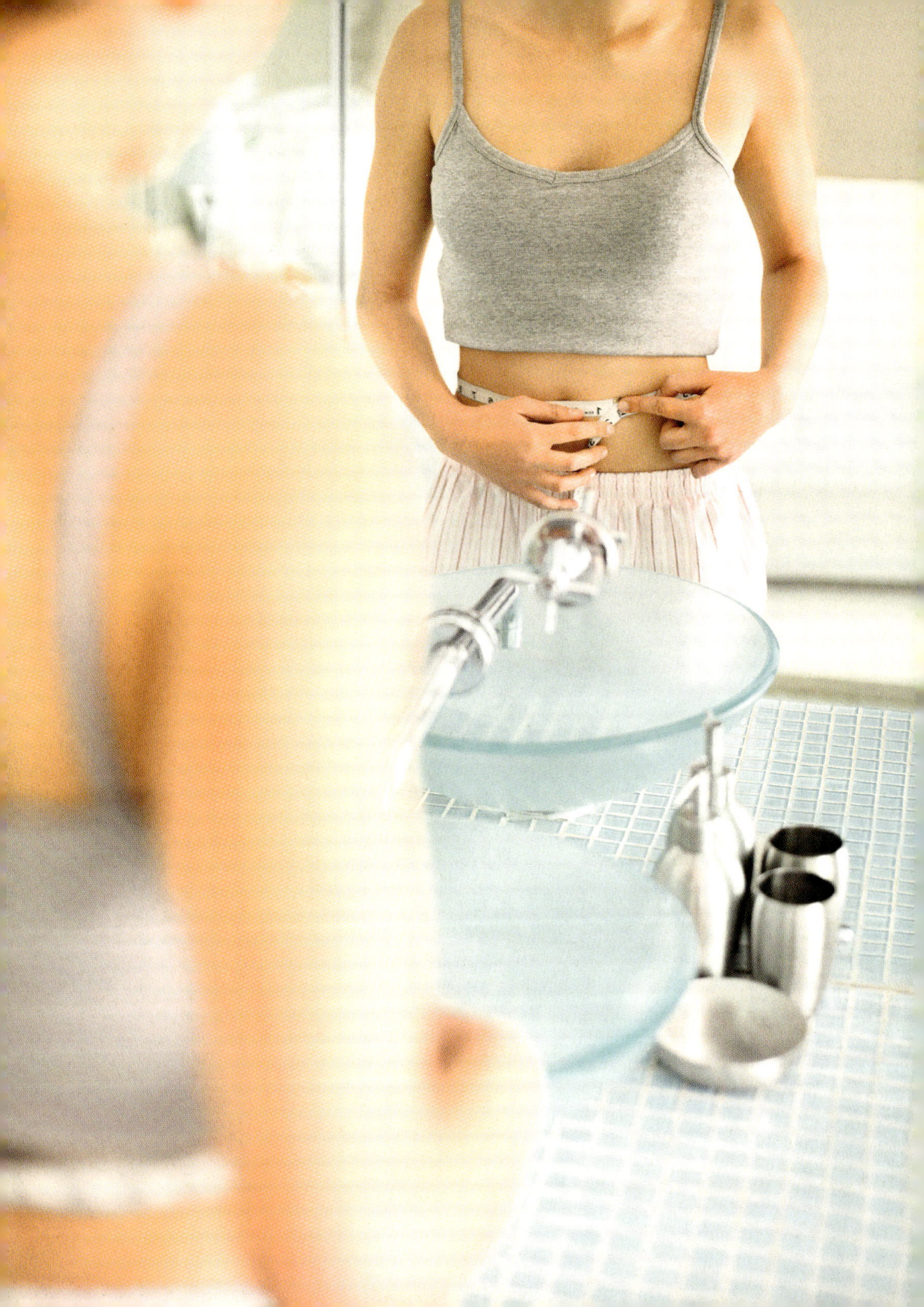

Wie Betroffene Ess-Störungen erleben

Medizinische Kriterien für die Definition von Ess-Störungen und Therapiekonzepte sind das eine – das ganz andere ist das individuelle Kranksein eines jungen Menschen an Magersucht und Bulimie.

Mindestens ebenso wichtig wie der messbare BMI und das sichtbare Essverhalten ist das subjektive Krankheitserleben, die Innenansicht. Die für diesen Band ausgewählten Selbstaussagen von Patientinnen gewähren uns einen Blick hinter die Kulissen.

Schriftliche Kommentare der essgestörten Patientinnen zu Krankheit und Behandlung bilden einen wichtigen Bestandteil des von uns entwickelten TCE-Therapiekonzeptes. Auf der einen Seite fördern sie Selbsterkenntnis und Selbstverantwortung jeder einzelnen Patientin, dienen der Verständigung innerhalb der Gruppengespräche, auf der anderen Seite verschaffen sie dem Therapeuten wertvolle Einsichten in die Kernprobleme der Krankheit.

Wer Essgestörte verstehen will, muss sich in deren inneren Dialog einschalten und zunächst einfach nur zuhören.

Aus den Aufzeichnungen geht hervor, dass Betroffene sich häufig als zwei Personen empfinden, die miteinander im Widerstreit sind. Wer Essgestörte verstehen will, muss sich in diesen Dialog einschalten und zunächst einfach nur zuhören.

So mancher Vater, so manche Mutter wird vielleicht beim Lesen überrascht und betroffen sein, welche komplexen Zusammenhänge sich hinter dem Verhalten ihrer Kinder verbergen. Vielleicht werden einige Eltern dabei nicht nur etwas von ihrer Tochter erkennen, sondern sogar Eigenes, Uneingestandenes in ihrem Lebern widergespiegelt finden.

Die ausgewählten Texte der Betroffenen entsprechen dem Entwicklungsverlauf der Erkrankung und der Therapie am TCE. Neben den Patientinnen kommen auch betroffene Eltern zu Wort, die die Erkrankung ihrer Tochter akzeptiert haben und sich im Sinn der Therapie bemühen, zur Gesundung ihrer Kinder beizutragen.

Abnehmen fängt ganz harmlos an

Schlankheit ist schon seit langem ein weltweit anerkanntes Schönheitsideal, das so manches junge Mädchen bereits im Kindesalter verinnerlicht hat.

Dünnsein zählt zur Coolness und um das zu erreichen, werden immer neue Diäten ausprobiert. Ist das gewünschte Gewicht erreicht, setzen die meisten ihr normales Essverhalten fort.

Nicht so die zukünftigen Magersüchtigen. Ganz unmerklich haben sie die Grenze zur Krankheit überschritten und längst heißt ihre Devise: Immer dünner werden ohne Ende. Der eigentlich ziellose Weg: Hungern – Bewegung – Fressen – Erbrechen wird zur fixen Idee und zum inneren Zwang.

»Es fing alles ganz harmlos an; ich weiß schon gar nicht mehr so genau, wie. Es waren sicher mehrere Ereignisse, die mich auf die Idee brachten, abzunehmen. Ich probierte Jeans an und erschrak über meine fetten Oberschenkel. Etwa zu dieser Zeit sagte mein Bruder, als ich mir gerade ein Eis auf der Straße gekauft hatte, ich könnte es ruhig ihm geben, bei meinem fetten Hintern, und mein Vater machte keinen Hehl daraus, dass er nur dünne Frauen attraktiv findet.«

»Mein Vater machte keinen Hehl daraus, dass er nur dünne Frauen attraktiv findet.«

»Ich nahm ziemlich schnell ab, vor allem, weil ich mir alles verbot, was dick machen konnte, sämtliche Süßigkeiten, alle fettigen Speisen. Ich genoss es, wie alle in meiner Familie immer größere Augen bekamen und eines Tages erklärten, jetzt sei es genug, jetzt hätte ich meine Traumfigur erreicht. Aber ich dachte gar nicht daran, ich wollte es allen beweisen, auch den superdünnen Coolen in meiner Klasse.«

»Als ich 15 war, hatte ich wieder einmal eine wochenlange, mühevolle Diät hinter mir und war stolz auf meine Figur mit 53 kg. Aber es kam, wie es kommen musste, ich war zu einer Geburtstagsparty eingeladen, und es schmeckte mir so gut, dass ich hinterher das Gefühl hatte, zu platzen. Ich ärgerte mich über meine Gier und dachte an meine Figur, die ich mir so mühsam erkämpft hatte. Ich ging auf die Toilette und erbrach zum ersten Mal. Es war nicht leicht, eigentlich sogar eine entsetzliche Quälerei, das ganze Essen wieder herauszubekommen, aber das Glücksgefühl am nächsten Tag, trotz meiner maßlosen Esserei abgenommen zu haben, war überwältigend. Das war der Anfang der Bulimie, der Anfang eines grauenhaften Weges, den ich irgendwann nicht mehr verlassen konnte.«

»Die Spannungen zu Hause wurden größer, entweder mein Vater tobte oder er versprach mir alles Mögliche, wenn ich nur wieder zunehmen würde, aber ich nahm weiter langsam ab. Dann musste ich zum Arzt. Er stellte mich auf die Waage – Untergewicht, aber immerhin noch 42 kg. Er sagte nur, ich solle mehr essen. Lauter dummes Gerede, das mir keinen Deut weiterhalf. Dann schleppte mich meine Mutter zu einem anderen Arzt. Der bemühte sich, das muss ich sagen, sehr um mich, aber geholfen hat er mir auch nicht. Ich nahm weiter ab. Was war nur geschehen? Eigentlich hatte ich mich doch früher gut mit meinen Eltern verstanden. Ich habe sie auch heute noch unheimlich lieb, es war immer mein großer Wunsch gewesen, sie nie zu enttäuschen. Ich wollte von ihnen gelobt und geliebt werden und sie sollten stolz auf mich sein.«

»Ich bemerkte, dass meine Eltern fast umkamen vor Sorgen um mich, und das gab mir ein gutes Gefühl. Das Verhältnis zu meinem Vater wurde erstmals etwas besser. Ich bemerkte an seiner Angst und Sorge um mich, dass er mich doch wohl ein bisschen

»Dass meine Eltern fast umkamen vor Sorgen, gab mir ein gutes Gefühl.«

gernhaben musste. Bis dahin hatte ich immer das Gefühl, dass nur mein Bruder allein zählte, nicht aber ich. Aber diese Sorge und diese Angst, die ich erstmals bei meinen Eltern spürte, ihr Interesse an meiner Existenz, brachten mich dazu, immer weiter und immer fanatischer zu hungern. Es war ein so unendlich gutes Gefühl, endlich wahrgenommen zu werden. Ich gönnte mir nichts. Ich ging radikal mit mir um, jeden Tag weniger Kalorien und jeden Tag mehr Kalorienverbrauch durch exzessiven Sport. Ich joggte, ich schwamm eine Bahn nach der anderen, täglich mehr. Auch wenn mir schon schwarz vor Augen war, ich kämpfte weiter. Ich wollte meinen Körper bis an die letzte Grenze bringen.«

»Ich nahm so in der Zeit ab meinem 15. Lebensjahr einige Kilo zu. Davor hatte ich immer eine knabenhafte, sehr dünne Figur. Meine Eltern machten mich bald darauf aufmerksam, denn auch für sie war eine perfekte, dünne Figur das Ein und Alles. Sie zeigten mir, dass ihnen meine fülligen Oberschenkel missfielen. Ich begann mit Diäten und Sport und nahm ziemlich schnell ab. Ich reduzierte die Kalorien immer weiter und trieb immer heftiger Sport. Ich fühlte mich mächtig, gleichzeitig spürte ich die wachsende Ohnmacht in der Familie. Sie versuchten, mir mehr Nahrung aufzudrängen, kontrollierten mich in Bezug auf Essen und Sporttreiben, wo ich ging und stand, und trotzdem gelang es mir, sie zu täuschen. Schließlich entzog ich mich ihnen immer mehr, verbrachte die meiste Zeit, wenn ich überhaupt zu Hause war, in meinem Zimmer, nahm keine Mahlzeiten mehr mit meiner Familie ein und war stolz auf meine Hungerleistung.«

»Ich wollte schon immer jünger sein, als ich bin. Ich wollte die Kleine, Süße, Hilflose in der Familie bleiben, die man beschützen muss und zu der man nett sein muss, der man niemals wehtun darf. Eines Tages begriff ich, dass ich meinen Körper und mein Erwachsenwerden manipulieren konnte, und zwar durch Hungern und Sporttreiben. Meine Brüste, die sich schon entwickelt hatten, entwickelten sich wieder zurück. Meine Periode blieb aus. Vor ihr hatte ich mich ohnehin nur geekelt, weil sie das greifbare Zeichen dafür war, dass ich nun kein kleines Mädchen mehr war.

Ich teilte die Nahrungsmittel in erlaubte und verbotene ein. Schließlich war nichts mehr erlaubt außer Gurken und grünen Äpfeln sowie Mineralwasser. Um meinen Hunger zu bewältigen, aß ich lange Zeit Kaugummi, aber auch das verbot ich mir eines Tages aus Sorge, ich könnte nicht rasant genug abnehmen.«

»Als ich in die Pubertät kam, hasste ich am meisten meine Brüste, die sich so langsam entwickelten. Ich hatte Angst vor einer weiblichen Figur und wollte sie unbedingt verstecken. Ich weigerte mich, einen BH zu tragen, und zog meine alten Unterhemden an, die ich so fest in die Unterhose steckte, dass ich flach wie ein Brett war. Kalorienzählen wurde zu meinem Lebensinhalt. Es machte mir wahnsinnigen Spaß, und ich war stolz, dass ich so diszipliniert war und alles gut im Griff hatte. Ich dachte mir, dann würde ich so bleiben, wie ich bin, doch das war nicht so. Ich nahm immer mehr ab, nicht so, dass ich es richtig mitbekam, denn ich wog mich nur selten.

»Als ich in die Pubertät kam, hasste ich am meisten meine Brüste. Ich hatte Angst vor einer weiblichen Figur.«

Aber dann verlor ich absolut die Kontrolle über mich selber. Es war, als würde ich das gar nicht tun, sondern jemand anderes in mir zwang mich, nicht aufzuhören, jeden Tag weniger Kalorien zu mir zu nehmen und jeden Tag mehr zu trainieren. Auch als ich das längst nicht mehr wollte. Als ich sogar Angst hatte, weiter abzunehmen, zwang mich irgendetwas in mir, es dennoch zu tun.«

»Mein Leben lang wurde mir von meiner Mutter vorgehalten, dass ich viel zu fett bin. Sie selbst machte eine Diät nach der anderen, joggte täglich und später ging sie mehrmals in der Woche in ein Fitness-Studio. Wenn ich heute zurückdenke, war ich eigentlich nie zu dick, aber irgendwann nahm ich die ständigen Bemerkungen über meine nicht perfekte Figur doch ernst. Versuchte auch, Diäten zu machen, aber es gelang mir nicht richtig. Bis ich dann nach einem Krankenhausaufenthalt 8 kg abgenommen hatte und alle fanden, dass ich doch jetzt eine Superfigur hätte.

»Immer wurde mir von meiner Mutter vorgehalten, dass ich viel zu fett bin. Sie selbst machte eine Diät nach der anderen ...«

Sogar meine Eltern waren von meinem Aussehen angetan, und ich nahm mir vor, das Gewicht unbedingt zu halten. Entweder aß ich nur Ananas oder Sauerkraut oder tageweise gar nichts. Mein Lebensgefühl war um 100 % gestiegen. Ich lebte voll auf, konnte endlich mal enge und kurze Sachen tragen, baden gehen und alles, ohne mich wegen meines Körpers schämen zu müssen. Leider dauerte diese Phase nur fünf Monate. Dann überfiel mich eine unendliche Gier, alles zu verschlingen, was ich mir in den vergangenen fünf Monaten verboten hatte. Ich nahm in kürzester Zeit alles wieder zu und noch mehr, als ich abgenommen hatte. Ich habe mich selbst so sehr dafür gehasst, dass ich schwach war. Vorher klappte es doch auch, nichts zu essen.

Ich fiel in ein tiefes, schwarzes Loch und hatte das Gefühl, niemals wieder herauszukommen. Ich nahm tatsächlich insgesamt 18 kg zu. Ich hatte Angst, alle würden es mir richtig gönnen, dass ich wieder fett war. Zuerst hatte ich ja nur übers Abnehmen geredet und dann dies. Ich fühlte förmlich die Schadenfreude. Leider hat keiner gesehen, wie schlecht es mir ging. Ich wäre am liebsten gestorben, konnte mich selbst aber nicht umbringen, dafür war ich zu feige. Eigentlich wollte ich auch gar nicht sterben, sondern wieder aufwachen aus diesem Horrorszenario.«

Wer ist gefährdet?

Mädchen und junge Frauen im Alter von 10 bis 25 Jahren mit einer genetischen Disposition auf der Suche nach der eigenen Identität sind gefährdet.

Die meisten von ihnen leben in der Überzeugung, dass sie sich Liebe und Anerkennung verdienen müssen im Gegensatz zum Beispiel zu einem Geschwister. Sie achten nicht auf sich und ihre eigenen Bedürfnisse. Sie fühlen sich für alle und alles verantwortlich, nur nicht für sich selbst. Sie glauben, verantwortlich zu sein für das Glück der Mutter, die Aufrechterhaltung der Ehe der Eltern, den Familienfrieden. Sie versuchen mit allen Mitteln, dem Bild, das die Eltern von ihnen haben, zu entsprechen. Sie versuchen mit ausgezeichneten Leistungen, perfektem Funktionieren und guten Manieren ein Vorzeigekind zu sein. Sie wollen die Eltern niemals enttäuschen und ihnen keine Probleme machen.

Die Familien, aus denen Essgestörte kommen, weisen auf den ersten Blick nichts Außergewöhnliches oder gar Negatives auf. Manche erwecken sogar den Anschein, Bilderbuchfamilien zu sein. Pflichtbewusstsein, Leistungsorientierung, Sparsamkeit und Ordnung prägen den Familienstil. Gesellschaftliche Normen werden großgeschrieben.

»Pflichtbewusstsein, Leistungsorientierung, Sparsamkeit und Ordnung prägen den Familienstil.«

»Alles, was in unserer Familie passiert, ist geregelt, vom frühen Morgen bis zum späten Abend. So war es früher, und so ist es auch noch heute.«

»Bei uns zu Hause wurde niemals gestritten. Das hätte den Familienfrieden gestört. Aber unsere Stimmung war alles andere als gelöst und heiter, sie war fast immer gespannt und bedrückend.«

»Meine Mutter ignorierte meine individuellen Eigenschaften, die mich von ihr unterschieden. Ich durfte nicht anders fühlen, denken, reagieren als sie. Ich durfte nicht anders sein.«

»Ich wurde niemals wie ein Kind behandelt. Ich fühlte mich verantwortlich für meine Familie. Ich übernahm die Rolle meines Vaters, als er unsere Familie verlassen hatte.«

»Ich hatte immer das Gefühl, ich müsste mir das Leben erst verdienen, etwas leisten, etwas bringen, um überhaupt wahrgenommen zu werden. Jeden Tag wuchs die Angst, nicht mehr mithalten zu können mit den Ansprüchen, die meine Familie an mich stellte.«

»Besonders eng war die Beziehung meiner Mutter zu mir; ich frage mich, ob sie mich jemals als ein eigenes Wesen wahrgenommen hat. Wir waren eine Einheit: Meine Mutter war ich, und ich war meine Mutter. In meiner Magersucht fand ich zum ersten Mal etwas, was mir allein gehörte.«

»Innenansichten« von Essgestörten

Es ist nicht entscheidend, ob ein junger Mensch zu viel oder zu wenig isst. Es gilt vielmehr, die individuelle Botschaft zu entschlüsseln, die sich hinter einer Ess-Störung verbirgt. Wer Betroffenen zuhört, der gewinnt überraschende und unerwartete Einblicke in das Krankheitsgeschehen und -erleben und neue Erkenntnisse über das Wesen der Ess-Störungen. Üblicherweise assoziieren wir Krankheit mit Schmerz und Leid, mit etwas Negativem, von dem ein Kranker möglichst schnell befreit werden möchte. Anders ist das Erleben der Essgestörten. Sie fühlen sich lange Zeit nicht krank. Vor allem Magersüchtige empfinden ihre Ess-Störung gefährlich lange als Macht und Stärke, als etwas Besonderes, Elitäres, als Stein der Weisen, der alle ihre Probleme löst und den sie sich täglich neu verdienen müssen.

Magersucht und Bulimie scheinen den Betroffenen lange Zeit den fehlenden Lebenssinn und -inhalt zu ersetzen. Nur so ist es zu verstehen, dass sie sich unerträglich lange vehement dagegen wehren, die Zauberformel ihrer Krankheit durch eine Behandlung herzugeben, einige auch dann noch nicht, wenn sie sich in einem bedenklichen Zustand befinden.

Magersucht und Bulimie scheinen den Betroffenen lange Zeit den fehlenden Lebenssinn zu ersetzen.

»Ich wollte mit meiner Magersucht zur Elite gehören und verband damit, etwas Außergewöhnliches, Extravagantes, Einmaliges zu sein.«

»Das, was mir Halt und Stärke gab, war die Magersucht. Sie wurde zu meinem einzigen Lebensinhalt. Dünnsein gab mir Sicherheit und war etwas Kontrollierbares und etwas Erreichbares in meinem sonst so chaotischen Leben.«

»Hungern gab mir Halt und Sicherheit, Hungern half mir, meine Angst vor dem Leben zu bewältigen.«

»Die Magersucht gab mir Dinge, die ich im realen Leben vergeblich gesucht hatte. Selbst als ich mich schon nicht mehr schön fand und sogar normales Sitzen durch hervorstehende Knochen Schmerzen verursachte, wollte ich abnehmen.«

»Hungern war etwas, das nur mir allein gehörte, das niemand beeinflussen konnte. Etwas an meiner Persönlichkeit, das mir Kraft verlieh, und ich musste es mit niemandem teilen. Es ist schwer zu beschreiben, das Gefühl stellte sich ein, wenn ich nicht zunahm, und verstärkte sich bei Abnahme. Nahm ich zu, war mir, als würde man mir das Liebste, das ich auf dieser Welt besaß, entreißen. Die Magersucht war mir Ersatz für Liebe und Ersatz für alles.«

»Die Waage war wichtiger und hatte mehr Bedeutung als jede fühlbare körperliche Schwäche, jeder noch so erschreckende medizinische Befund oder mein Wissen, dass an der Magersucht viele sterben. Ich nicht, das war meine Sicherheit. Meine psychische Stärke war etwas Reales, sterben aber etwas Irreales, etwas sehr Vages. Niemand sagte, heute, oder spätestens morgen, stirbst du an dieser Krankheit. Die Lebensbedrohung war also nicht konkret. Die Waage aber und das Gewicht, das Gefühl 200g zugenommen zu haben, das war sehr konkret und wog immer schwer.«

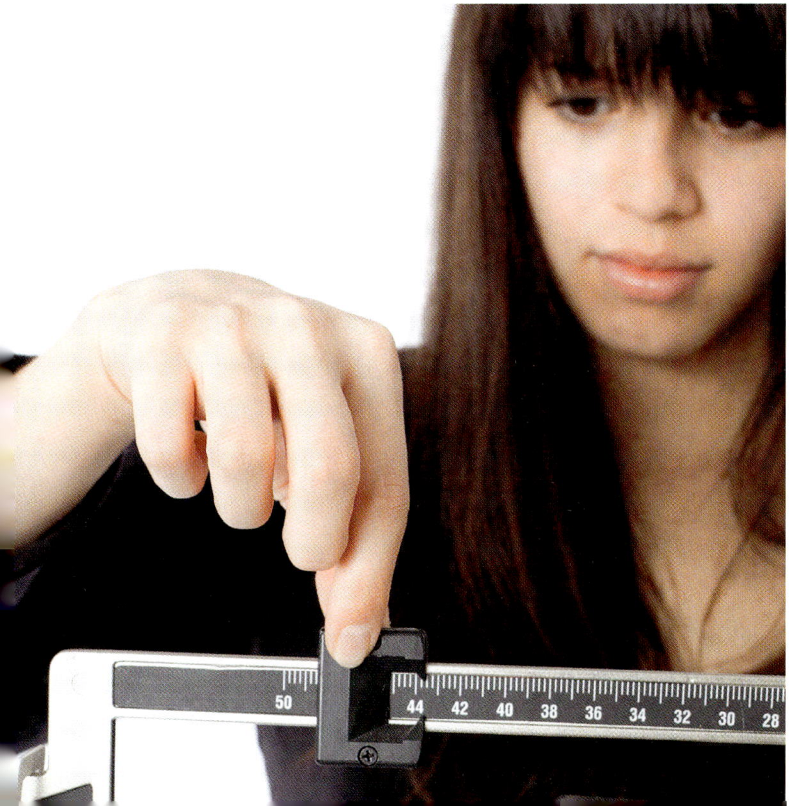

»Ich wurde wesentlich selbstsicherer durch mein Hungern. Endlich hatte ich etwas, was mir meine Stärke und Konsequenz bewies. Ich war zu etwas Besonderem geworden. Die Sorgen meiner Eltern, auch ihre Wut, gaben mir ein Gefühl der Geborgenheit. Ich hatte endlich ein sichtbares Zeichen für ihre Liebe. Bei Gleichaltrigen war ich auf einmal Mittelpunkt, etwas Besonderes, Geheimnisvolles. Danach hatte ich mich gesehnt in all den Jahren, in denen ich abseits stand.«

»Ich wurde wesentlich selbstsicherer durch mein Hungern. Endlich hatte ich etwas, was mir meine Stärke und Konsequenz bewies.«

»Irgendwann war meine Krankheit nicht nur mein einziger Lebensinhalt, mein Alibi für alles, was ich nicht leistete oder leisten wollte, sondern vielmehr ein Freund, ein Schatz, den ich mit allen Mitteln dieser Welt festhalten wollte. Ich hasste jeden, der mir einzureden versuchte, ich sei krank und bräuchte Hilfe.«

»Ich lebte in einer anderen, eigens für mich von mir geschaffenen Welt. Ich akzeptierte alles, was zu dieser Krankheit gehörte, und hatte gelernt, mit der Krankheit umzugehen, sei es Hungern, sei es Fressen, sei es Erbrechen. Meine Krankheit machte mich psychisch stark, und diese psychische Stärke war wichtiger als das Gefühl der physischen Schwäche. Ich wusste sehr wohl von den Folgen der Bulimie und spürte sie selbst, aber Angst davor hatte ich nicht.«

»Ich war in meinem Kampf um Eigenständigkeit gescheitert und hatte dadurch immer mehr an Selbstvertrauen verloren. Ich hasste mich dafür, meine Ziele nicht erreicht zu haben, und wollte über einen anderen Weg beweisen, dass ich stark sein konnte. Hungernkönnen beweist Stärke und Willen. Hungern macht stark und mächtig, gleichzeitig aber auch schwach. So konnte ich durch Hungern Stärke beweisen und auf gesellschaftliche Weise Schwäche ausdrücken, die ich sonst niemals zeigen durfte.«

»Oh Illusion meiner Eltern, wenn sie isst, geht es ihr gut, wenn sie hungert, geht es ihr schlecht, dann müssen wir sie zum Psychiater schleppen, dann hat sie einen Knacks, der muss beseitigt werden, damit sie wieder in unsere Idealfamilie passt. Wenn sie isst, braucht sie keinen Psychiater, dann muss sie auch nicht in die Klinik, egal, wie schlecht es ihr geht.«

»Je mehr ich an Gewicht verlor, umso stumpfer und leerer fühlte ich mich. Ich kam mir oft so alleine und verlassen vor, hatte aber nicht mehr den Mut, auf andere zuzugehen. Meine Gedanken kreisten alleine um mich, und ich war an nichts anderem mehr interessiert. Alles ging an mir vorbei, alles war mir egal. Ich saß irgendwo, d.h. nicht ich, sondern mein Körper, meine Hülle. Dann hatte ich oft ein ganz komisches Gefühl, so als bestünde ich aus zwei Personen. Ging ich z.B. die Treppe hinauf, sagte die Person, die hinter mir stand: Weitergehen – wogegen mein treppensteigendes Ich der Erschöpfung nahe war und sich am liebsten fallengelassen hätte und liegengeblieben wäre (…).«

»Je mehr ich an Gewicht verlor, umso stumpfer und leerer fühlte ich mich. Ich kam mir oft so alleine und verlassen vor, hatte aber nicht mehr den Mut, auf andere zuzugehen.«

»Wenn ich einmal gerade nicht an Essen dachte, fühlte ich mich total alleine, hilflos und hohl. Ich fragte mich manchmal, wer und wie ich eigentlich bin, da ich oft in so einer Art Trancezustand war. In helleren Minuten ging ich zum Spiegel, um zu sehen, wer ich bin und wie ich aussehe, da ich mich so, wie ich aussah, selbst nicht mehr kannte. Ich fühlte mich ausgebrannt und hatte keine Freude mehr an Dingen, die mir sonst Spaß gemacht hatten. Ich interessierte mich außer für Essen für nichts mehr. Freunde gab es längst nicht mehr. Ich war isoliert und lebte in meiner eigenen, von mir erfunden Realität. (…) Ich fühlte mich von allen und allem gehasst und ausgeschlossen.«

»Ich verwandelte mich langsam in ein primitives Tier, dessen Leben in nichts anderem bestand als in Nahrungssuche. Ich, die ich alles Animalische verachtete und meinen Sinn im schwebend Geistigen sah, verwandelte mich in ein primitives, dreckiges Tier. Ich war in meinen Augen kein Mensch mehr. Ich fühlte ständig eine innere Spannung, nicht Hunger, nur abgeblockte Gier, die mich vor mir selbst erschrecken ließ. Bald konnte ich mich auf nichts mehr konzentrieren, nicht einmal mehr auf Bücher, in die ich vorher versinken konnte. (...) Ich fror unendlich, körperlich und seelisch. Wofür stand ich überhaupt noch auf, um abends ins Bett zu gehen, mit dem Gedanken, dass wieder ein Tag überstanden war? Ich war ständig bis aufs Äußerste gereizt und verletzt. Es gab keine Freude mehr und irgendwann auch keine Tränen.«

»Und dann wusste ich einfach nicht mehr weiter. Ich war verzweifelt und versuchte mir zu überlegen, warum ich das eigentlich tat. Mit jedem Bissen, den ich in den Mund stopfte, begann ich mich zu hassen. Ich ekelte, ich widerte mich richtig an. Es war so ein ewiger Widerspruch, ich wollte nicht fressen. Ich wusste es war verrückt und sinnlos. Ich hätte also bloß aufzuhören und wieder normal zu essen brauchen. Doch das war das Verrückte daran, ich konnte nicht mehr anders. Es war wie ein Zwang, den ich mir selbst zur Strafe auferlegt hatte. Ich ging in den Supermarkt, nein, lief fast immer so schnell es nur ging und hatte ich den Einkaufswagen in der Hand, wurde plötzlich alles mechanisch und ich hatte das Gefühl, neben mir selbst zu stehen und mit mir selbst zu streiten, nein, tu es nicht, ich will nicht, ich will nicht mehr fressen, ich habe überhaupt keinen Hunger und die andere Stimme sagte, Du tust es doch, weil Du musst, weil Du ein Versager bist. Ich war bei diesem Wortspiel immer ganz weggetreten und legte dabei ein Lebensmittel nach dem anderen in den Wagen. Manchmal nahm ich mir vor, mich umzubringen. An den Tagen fraß ich noch einmal richtig darauf los, dann räumte ich die Mülltüten weg und putzte das Klo sehr sorgfältig, damit niemand auf den Verdacht kam, ich könnte zu viel gefressen und danach erbrochen haben. Wenn ich dann alle Spuren beseitigt hatte und vor dem Bett hockte, war ich doch wieder zu feige, es zu tun.«

Reaktionen von Eltern aus der Sicht ihrer Töchter

Die hier beschriebenen Reaktionen, die von einem fehlenden Krankheitsverständnis zeugen, sind mitverantwortlich dafür, dass eine notwendige Psychotherapie oft erst sehr spät in Anspruch genommen wird. Aber es ist nicht zu spät, wenn die Eltern begreifen und akzeptieren, dass Ess-Störungen schwerwiegende Krankheiten sind und sie durch ihre konstruktive Mitarbeit Wesentliches zur Gesundung ihrer Tochter beitragen können.

»Das Verhalten meiner Mutter war typisch. Sie kaufte Bücher über Bücher, machte und tat, kapierte aber nicht, dass ich drauf und dran war, mich zu Tode zu hungern. Oft hatte ich das Gefühl, sie ist das Opfer. Sie ist zu bedauern, eine magersüchtige Tochter zu haben. Ich habe mich danach gesehnt, starke Eltern zu haben, die mich an die Hand nehmen, mir den Weg zeigen. Aber ich hatte immer das Gefühl, ich bin viel stärker als meine Eltern. Ich muss sie beschützen und nicht umgekehrt. Irgendwann wusste ich auch: Ich muss allein aus meiner Krankheit herauskommen. Dann habe ich mir das TCE gesucht und mich dort angemeldet. Ich habe meine Therapie und mein Gesundwerden selber in die Hand genommen.«

»Meine Eltern haben lange Zeit nicht begriffen, was los war, schon gar nicht, dass mein Hungern für mich viel mehr bedeutete, als schlank zu sein. Erst waren sie sogar froh, d. h., mein Vater äußerte sich positiv darüber, dass ich nun endlich meinen Babyspeck abhungerte. Er selbst war extrem figurbewusst, reduzierte seine Nahrung sofort, wenn er glaubte, zugenommen zu haben, trieb viel Sport und war stolz darauf, jung und fit auszusehen. Irgendwann flippte er aus, als er mich im Bikini sah, brüllte mich an, ich solle gefälligst mehr essen, was sollten die Nachbarn denn denken – das war's. Wie wenig das funktionierte, begriff er erst viel später. Natürlich hätte ich mir gewünscht, dass meine Eltern mich verstehen und versuchen, mir zu helfen, statt nur am Oberflächlichen hängenzubleiben und mich auch noch anzubrüllen. Ich hätte es geil gefunden, wenn mein so allwissender und allmächtiger, perfekter Vater ein einziges Mal zugegeben hätte, dass er hilflos ist.«

»Als er mich im Bikini sah, brüllte er mich an, ich solle gefälligst mehr essen, was sollten die Nachbarn denn denken – das war's …«

»Meinem Vater hatte es lange Zeit sehr gefallen, dass ich abnahm. Er hielt meine Mutter immer für viel zu dick und war sehr stolz auf mein Aussehen. Als meine Mutter anfing, sich Sorgen zu machen, von Magersucht sprach, entsprechende Bücher kaufte, erklärte er sie für verrückt. Er sagte sogar, sie solle sich ein Beispiel an mir nehmen, dann fände er sie auch wieder attraktiver. Heute finde ich das alles grotesk. Wenn ich mir vorstelle, mein Vater ist ein gebildeter Mann, liest täglich Zeitung, sieht fern, aber er hat keine Ahnung, dass es so etwas wie psychische Störungen gibt, noch dazu, dass man an Magersucht sterben kann. Er hat mich sogar noch für blöd erklärt, als ich mich für eine Therapie entschieden habe, bei der ich vier Monate lang nicht in die Schule gehen konnte. Erst ging es ihm nur um meine Figur, dann ging es ihm um meine schulischen Leistungen. Aber ich denke, wenn es nicht so wäre, wäre ich wohl nicht magersüchtig geworden. Was ich mir gewünscht hätte, ist klar: einen Vater, der einen nicht lächerlich macht, wenn man neben guten schulischen Leistungen auch Gefühle hat, Ängste und Schwächen kennt und nicht nur stark ist und funktioniert.«

»Meine Eltern begriffen eines Tages, dass ich auf dem Weg war, magersüchtig zu werden. Sie redeten auf mich ein, ich solle wieder normal essen, schleiften mich zum Hausarzt, in eine Beratungsstelle. Mein Vater hielt lange Monologe, meine Mutter brach pausenlos in Tränen aus, aber sie konnten mich nicht erreichen. Ich hatte endlich etwas gefunden, was nur mir gehörte, mir ganz allein. (...) Meine Eltern hielten uns für eine tolle Familie. Sie nannten es Vertrauen, wenn sie alles von mir wissen wollten und alles von mir zu wissen glaubten. Ich hätte mir gewünscht, dass ich es nicht nötig gehabt hätte, eine lange Zeit in meiner Krankheit etwas Großartiges, Einmaliges zu sehen (..) Ich finde es gut, wenn man sich in einer Familie umeinander kümmert. Aber ich finde gut, wenn man die Intimsphäre des anderen respektiert und früh begreift, dass ein Kind nicht Besitz von Eltern ist, sondern ein eigenständiges Wesen.«

»Mein Vater hielt lange Monologe, meine Mutter brach pausenlos in Tränen aus, aber sie konnten mich nicht erreichen.«

»Lange Zeit wollten meine Eltern meine Ess-Störung nicht wahrhaben. Sie machten die Augen zu und verdrängten alles, was sie mitbekamen. Ich denke, ihre größte Angst und Sorge war, dass unsere nach außen so perfekte Familie vielleicht doch nicht ganz so perfekt sein könnte. Meine Mutter kapierte nicht, lange nicht. Ihre Devise lautete schon ein Leben lang: Wir brauchen keine fremde Hilfe, wenn unsere Familie nur fest zusammenhält, wird alles wieder gut. Mein Vater hat mich da wesentlich besser verstanden, schon immer. Auch in der Krankheit bemühte er sich, nachdem er einige Bücher über Magersucht und Bulimie gelesen hatte, mir zuzuhören und mich als eigenständigen Menschen zu respektieren, zwischen mir und meiner Mutter zu vermitteln, als wir uns nur noch stritten. Irgendwann konnte ich spüren, dass meine Eltern sich meiner nicht länger schämten. Sie standen zu mir und machten kein heimliches Getue mehr aus meiner Krankheit. Schließlich ging mein Vater sogar in einen Vortrag. Dann motivierte er mich zu einer Therapie am TCE.«

»Meine Eltern haben jahrelang nichts, aber auch gar nichts begriffen. Sie wunderten sich zwar oft, dass ich so viel aß und nicht dicker wurde, beziehungsweise dass ständig im Kühlschrank etwas fehlte. Ich glaube, sie wollten einfach nicht wahrhaben, dass etwas nicht in Ordnung war. Ich habe mich oft gefragt: Was muss ich eigentlich noch machen, damit Ihr begreift, wie beschissen es mir geht, und dass ich Hilfe brauche. In meiner Familie war es schon immer so, dass alles Problematische unter den Teppich gekehrt wurde, dass es selbst bei unerträglichen Spannungen hieß, was wir doch für eine reizende, harmonische Familie seien. Ich glaube, ein Grund für meine Krankheit war unser verlogenes Familienleben. Wir haben nur in Rollen gelebt, mussten immer nur einen guten Eindruck machen – das war die Hauptsache. Wie es in uns aussah, hinter den Kulissen unserer Familie, das ging niemanden etwas an. Ich weiß nicht, ob meine Eltern jemals begriffen haben, wie trist, hohl und leer ihre Ehe war. Besonders grotesk war es, wenn wir Gäste hatten. Ich bin dann oft in mein Zimmer gelaufen und habe mich eingeschlossen. Ich konnte dieses oberflächliche Getue nicht ertragen.«

»Meine Krankheit war jahrelang ein Tabuthema. Jeder in der Familie wusste davon, aber niemand sprach sie wirklich an und versuchte, sich damit auseinanderzusetzen. Meine Mutter hielt mir alle möglichen Fehler vor Augen. Sie machte meinem Vater Vorwürfe und er ihr. In meiner Familie ging es schließlich nur noch um Schuld und Rechtfertigung. Ich hätte mir so gewünscht, dass meine Mutter oder mein Vater mich gefragt hätten, wie es mir geht und warum ich das alles mache, aber dazu kam es nie. Als ich begriff, dass ich in meiner Familie keine Hilfe bekommen kann, kaufte ich mir Bücher über Magersucht und Bulimie und kam so ins TCE. Da hatte ich erstmals das Gefühl, auf Menschen zu stoßen, die mich nicht nur für pervers und schuldig hielten, sondern mir zuhörten und mich verstanden.«

»Meine Krankheit war jahrelang ein Tabuthema. Jeder in der Familie wusste davon, aber niemand sprach sie wirklich an.«

»Meine Schwester hatte es damals als Erste mitbekommen, dass ich krank war, weil wir ein gemeinsames Badezimmer hatten. Anfangs versuchte sie, mich zu zwingen, es nicht mehr zu tun, indem sie mir drohte, es meinen Eltern zu sagen. Dann war sie nur noch wütend auf mich. Sie sagte mir oft, ich hätte mich schon blöd gekotzt und ich solle mich doch zu Tode kotzen. Ich glaube, sie war so wütend auf mich, weil sie auch immer mit ihrer Figur kämpfte. Andererseits hatte sie Angst, sie könne auch anfangen zu erbrechen und von mir das lernen, was ich lange Zeit wie einen geheimen Schatz zu hüten versucht hatte. Vielleicht hat sie mir gedroht, es meinen Eltern zu erzählen. Für mich wäre es aber keineswegs verwunderlich, dass meine Eltern trotzdem weiter weggeschaut hätten, weil so etwas Perverses und Widerliches in unserer Familie nicht vorkommt. Und alles, was nicht vorkommen darf, wird bei uns totgeschwiegen und ignoriert, in der Hoffnung, dass es dann von selbst vergeht.«

»Ich sehe noch heute das entsetzte Gesicht meiner Eltern, als ich ihnen sagte, dass ich seit fünf Jahren Bulimie habe und darum eine viermonatige Therapie im TCE beginnen werde. Mein Vater bekam kaum Luft, als er mich fragte, was dann aus meinem Schuljahr werden solle, und meine Mutter hat wie immer in solchen Situationen leise vor sich hingeweint. Psychisch krank und in eine Psychiatrie zur Therapie gehen – das war zu viel des Guten! Schande über unsere Familie! Was soll die Verwandtschaft und was sollen die Nachbarn sagen? Wie sehr hätte ich mir gewünscht, dass meine Eltern zu mir stehen, mich unterstützen und mir Mut machen, dass ich es schaffen werde. Das alles ist nun vier Jahre her. Ich bin gesund geworden und bin noch heute dankbar für die Therapie. Meine Eltern haben mich in den vier Monaten Tagklinik nicht ein einziges Mal angerufen oder ein einziges Mal in München besucht. Bis zum heutigen Tag haben sie das Wort ›Bulimie‹ oder ›Psychotherapie‹ nicht in den Mund

»Wie sehr hätte ich mir gewünscht, dass meine Eltern zu mir stehen, mich unterstützen und mir Mut machen.«

genommen. Dadurch sind sie mir noch viel fremder geworden, als sie es schon immer waren.«

»Meine Eltern haben sich sehr gefreut, als ich mich endlich für eine Therapie entschieden habe. Wenn ich an andere Eltern in meiner Gruppe denke, dann waren meine einmalig nett. Ich konnte mit ihnen sprechen, wenn ich wollte, ich konnte es auch lassen, wenn ich es nicht wollte. Sie haben mich unterstützt, wo sie nur konnten, und mir immer Mut gemacht, wenn ich den Mut verlieren wollte. Sie haben angefangen, in der Familientherapie über unsere Familie nachzudenken, über ihre eigene Kindheit. Manchmal habe ich das Gefühl, dass auch mein Vater durch meine Krankheit viel gefühlvoller geworden ist. Irgendwie sind wir uns in der Familie alle nähergekommen.«

»Sogar mein Vater hat an allen Aktivitäten für Angehörige am TCE teilgenommen. Das hätte ich niemals zuvor gedacht. Einmal hat er sogar eine USA-Reise vorzeitig beendet, um rechtzeitig zum Sonntagsfrühstück zu kommen. Mir hat er damit das größte Geschenk gemacht, weil ich gesehen habe, dass ihm mein Gesundwerden wichtiger ist als seine Geschäfte und Karriere.«

Ein Blick hinter die Kulissen

Zu Beginn der Verhaltenstherapie fordern wir die Patientinnen auf, ihre individuellen Krankheitssymptome aufzuzeichnen und in der Gruppe vorzustellen. Viele sind erschrocken über die Fülle an Symptomen, gleichzeitig empfinden sie es als tröstlich, wie ähnlich, fast identisch, ihre »Ess-Störungs-Liste« mit der anderer Gruppenmitglieder ist, und es entsteht ein Gefühl der Solidarität, die Symptome gemeinsam zu bewältigen. Eine Zusammenstellung möglicher Symptome finden Sie auf den folgenden Seiten.

Auffällige Verhaltensweisen – Eine subjektive Symptomliste

Ernährung:

- Hungern
- Viel Wasser trinken, bis zu 10 Liter
- Heißen Tee trinken, um Hunger zu überdecken
- Getränke löffeln
- Übermäßiger Kaffeekonsum
- Im Essen rumstochern, extrem langsam essen
- Immer etwas übrig lassen
- Nahrungsmittel sehr klein schneiden
- Immer halbe Stücke bzw. kleine Portionen essen
- An der Nahrung riechen
- Verdorbene Lebensmittel essen
- Kein Fett verwenden
- Nahrungsmittel/Essen abwiegen
- Kinderportionen auf Kindergeschirr essen
- Mit Kuchengabel essen
- Mit dem Essen auf dem Teller spielen
- Mahlzeiten exakt vorplanen
- In einer bestimmten Reihenfolge essen
- Ritualisiertes Essverhalten
- Nur ganz genau bestimmte Essensmengen am Tag zu sich nehmen (z. B. 1 Apfel und 1 Knäckebrot)
- Nicht nach 18 Uhr essen, bis mittags nichts essen
- Mahlzeiten weglassen
- Die einzige Mahlzeit am Tag zelebrieren
- Viel über Ernährung lesen, Nährwerte/-tabellen lesen
- Kalorien zählen
- Kochbücher lesen, für die Familie kochen
- Andere mästen wollen
- Andere beim Essen beobachten und analysieren

- Essen vortäuschen
- Essen verschwinden lassen
- Heimlich essen, nicht vor anderen essen
- Warme gemeinsame Mahlzeiten meiden
- Unternehmungen absagen, um Essen vermeiden zu können
- Sich im Mund verletzen, z.B. verbrühen, um nicht essen zu können
- Sich beim Einkaufen lange nicht entscheiden können
- Sehr eingeschränkte Lebensmittelauswahl
- Einteilung in erlaubte und verbotene Lebensmittel
- Lightprodukte, Babynahrung
- Breiige Nahrung bevorzugen
- Nur kalorienfreie Getränke
- Zuckerfreie Bonbons bzw. Süßstoff lutschen
- Abführmittel, Entwässerungsmittel (z.B. Apfelessig, Entschlackungstees, Süßstoff, Gummibären in großen Mengen)
- Massenhafter Verzehr von Vitamintabletten
- Erbrechen
- Nach dem Erbrechen weiter-»fressen«
- Immer alles aufessen müssen
- Sich überessen (essen bis zur Schmerzgrenze)
- Naschen, schlingen, gierig essen
- Essen in sich reinstopfen: so viel, so schnell, so durcheinander wie möglich
- Bei Fressanfällen immer die gleichen Lebensmittel essen
- Spontane, unkontrollierte Fressanfälle mit Erbrechen
- Bei Fressanfällen: kaum kauen, ohne Besteck essen, aus der Dose/Packung essen
- Fressanfälle mit fettigen und süßen Lebensmitteln
- Während des Fressanfalls viel trinken
- Unpassende Lebensmittel zusammen essen
- Mahlzeiten zu scharf würzen
- Ganz heiße/kalte Lebensmittel essen

- Nachts essen
- Kauen und ausspucken statt schlucken
- Vor anderen möglichst unauffällig essen
- Schlafen statt essen
- Erbrechen vertuschen (laute Musik, Wasser laufen lassen)
- Essen für den nächsten Fressanfall »bunkern«
- Stehlen für Fressanfälle
- Masseneinkäufe von Lebensmitteln
- Mehrere Läden aufsuchen, um die besten Lebensmittel zu bekommen
- Das ganze Geld für Essen ausgeben (für Fressanfälle oder sehr teure Reformhausprodukte)
- Billige Lebensmittel (bei Fressanfällen)

Bewegung:
- Exzessiv Sport treiben (täglich joggen und Rad fahren)
- Im Stehen essen, lesen, stricken etc.

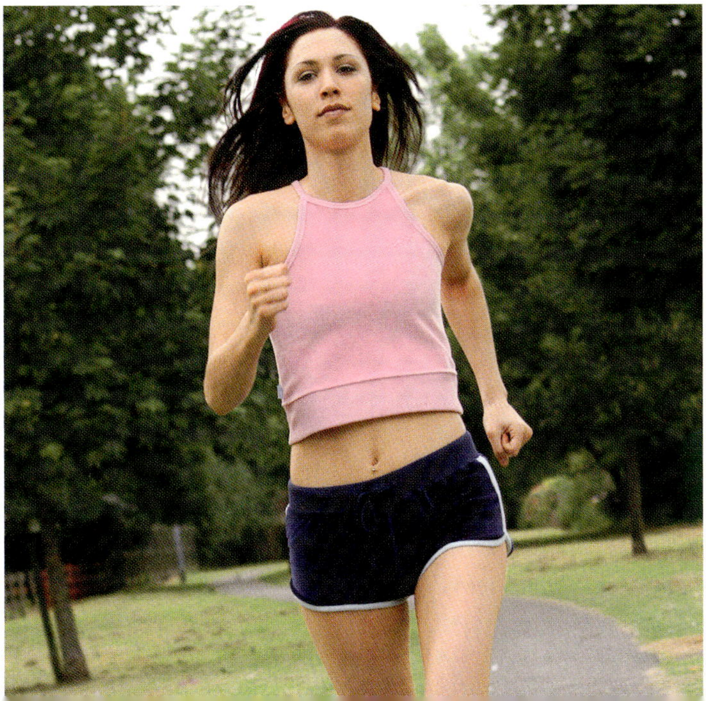

- Bewegungsdrang nach dem Essen (Gymnastik, lange Spaziergänge)
- Ständig Muskeln anspannen
- Immer mehr Liegestützen, Sit-ups usw. machen
- Nur noch Treppen steigen – Aufzüge und Rolltreppen meiden
- Schwere Rucksäcke und Taschen mit sich tragen

Sonstige auffällige Veränderungen in Verhalten und Stimmung:

- Absichtlich frieren
- Sich keine warme Kleidung gönnen
- (Extrem) weite Kleidung tragen
- Nur kalt duschen/baden
- Schlafentzug
- Sich keine Entspannung gönnen
- Tagträume
- Mehrmals täglich oder auch nachts wiegen
- Sich abmessen, abtasten
- Sich oft im Spiegel, im Schaufenster kontrollieren (flacher Bauch)
- Ständig den Bauch einziehen
- Bauch immer mit Kissen, Tasche etc. bedecken
- Sich immer zu dick fühlen
- Lügen
- Körperpflege vernachlässigen
- Körper nicht eincremen
- Sich isolieren
- Keine Freizeitinteressen mehr
- Möglichst kein Geld ausgeben
- Häufiges Zähneputzen
- Traurigkeit
- Verletzlichkeit
- Gereiztheit

Bewährt hat sich außerdem die Beschreibung eines Tagesablaufes kurz vor Beginn der Therapie, von morgens bis abends, die in der Gruppe vorgetragen wird. Für die Zuhörenden oder Leser wird beklemmend deutlich, wie sehr Denken und Verhalten durch die Krankheit beherrscht werden und wie sehr sich die Texte gleichen.

Für uns als Fachleute wird deutlich, dass die Ess-Störungen Krankheiten sind, die sich hauptsächlich im Denken, d. h. im Gehirn abspielen.

Manche Patientinnen haben das Bedürfnis, sich von ihrer Krankheit wie von einem Freund zu verabschieden, für uns ein eindrucksvoller Beweis für den Wert, den die Krankheit lange Zeit für die Erkrankten bedeutet.

Tanja, 16 Jahre; Krankheitsdauer: 7 Jahre; Vorbehandlungen: mehrfach ambulante Psychotherapie

»Wie jeden Morgen klingelt der Wecker um 6:20 Uhr. Wie gerne würde ich liegen bleiben und nicht aufstehen. Ich überlege mir, wie schön es wäre, tot zu sein, dann könnte ich jetzt liegen bleiben und die anderen müssten sich nicht mit mir rumschlagen. Mit mir, der Fetten. Mach schon, steh auf, du hast es sowieso nicht verdient, im warmen Bett liegen zu bleiben, Fettsack.

Sofort ist es wieder da, dieses blöde Schwindelgefühl. Wie ich es hasse. Aber ich habe es nicht anders verdient. Ich muss bestraft werden. Ich bin abstoßend.

Ich verstehe sowieso nicht, warum sich überhaupt noch jemand mit mir abgibt. Das ist doch absurd, so fett und hässlich wie ich bin. Ich klettere weiter das Hochbett runter. In meinem Kopf pocht es, und ich muss mich einen Moment hinsetzen, da der Schwindel wieder Besitz von mir ergreift. Gerechte Strafe.

Ich gehe in die Küche, wo meine Mutter wie jeden Morgen am Tisch sitzt und ihren Kaffee trinkt. Sie ist sicherlich wie immer schon seit 4:30 Uhr wach. Sie sieht schlecht aus. So blass und unglücklich. Sie tut mir so unglaublich leid. Sieh nur, was du angerichtet hast, toll gemacht. Du bist so ein schlechter Mensch. Dafür putzt du die Wohnung, wenn du nach Hause kommst, das ist das Mindeste, was du tun kannst.

Ich nehme mir den Joghurt mit 0,1 % Fettgehalt und einen Löffel. Ich gebe etwas Joghurt in ein Schälchen und löse eine Süßstofftablette darin auf. Ich beginne langsam, den Joghurt zu löffeln. Ich tue das nicht für mich, ich will nur nicht mit meiner Mutter diskutieren. Mich verletzen ihre Blicke sehr, die Blicke, die sagen, iss mehr. Aber ich kann nicht, diesen Gefallen kann ich ihr nicht tun, alles, aber nicht essen.

Ich gehe ins Bad und wasche mein Gesicht. Ich schaue in den Spiegel, ein hässliches Etwas mit Augenringen schaut mich an. Du bist so hässlich und fett. Diese Beine und dieser Bauch, überall Fett. Ich bin sauer, sauer auf alles, was an mir ist, wie ich bin und wie ich aussehe. Ich trete einmal fest gegen die Badewanne. Gut bestraft. Jetzt noch schnell etwas anziehen, viele Lagen und dann noch die Weste drüber. Sie versteckt all mein Fett und mich.

Ich hole meine Schultasche, verabschiede mich und gehe. Die Tür fällt ins Schloss. Hastig renne ich die Treppen runter. Ich höre, wie meine Mutter die Tür öffnet, um mir meinen Apfel für die Pause nachzubringen. Scheiße, und ich dachte, ich hätte es geschafft zu gehen, ohne dass es ihr auffällt. Ich bedanke mich und verabschiede mich noch einmal. Die Tür fällt wieder ins

»Ich bin sauer, sauer auf alles, was an mir ist, wie ich bin und wie ich aussehe.«

Schloss. Und da sind sie wieder, diese Aggressionen. Gegen den Apfel, gegen meine Mutter und gegen mich. In fünf Minuten fährt deine S-Bahn, beeil dich. Mach, du Fette, lauf.

An der S-Bahn-Haltestelle treffe ich meine Freundin. Wir führen die tägliche ›Wie geht's – gut‹-Unterhaltung. Lass dir nichts anmerken. Sicherlich merkt sie, was für einen Hunger du hast. Schäm dich, Hunger. Wir steigen in die S-Bahn ein. Hektisch blicke ich mich um, wie ich mich hinstellen muss, damit möglichst wenige meine Beine und meinen Po sehen. Ich lausche den Gesprächen. Ich habe Angst, wahnsinnige Angst, dass sie alle über mich reden, mich zu dick finden. Meinen Bauch knurren hören. Erkennen, wie schwach ich bin.

An der Haltestelle treffen wir noch ein paar aus unserer Klasse. Lachen. Los, lach mit, Witze reißen, los, los. Sonst mögen sie dich nicht. Und hänseln dich, weil du so dick bist. Reiß dich zusammen. Mach ein Kompliment, los.

Alle lachen, ich würde am liebsten weinen. Lache aber. Ich ordne mich ein. Ganz hinten, damit niemand sieht, wie dick du bist.

Im Unterricht kann ich mich nur schwer konzentrieren. Ständig schweifen meine Gedanken ab. Was esse ich, wenn ich nach Hause komme? Einen halben Kopf Salat, eine Tomate, etwas Essig? Und am Abend muss ich joggen gehen. Unbedingt, bei der Wampe. Plötzlich werde ich aus meinen Gedanken gerissen. Eine 2, sehr gut, sagt der Lehrer. Der hat doch keine Ahnung, eine 2 ist keine 1. Außerdem ist mir kalt, ich friere, obwohl manche im T-Shirt dasitzen.

Pause. Mir ist schwindelig, so unglaublich schwindelig. Wie ich die Pausen hasse. Lachen und Witze reißen. Ich sehe überall weiße Punkte. Dieser verdammte Schwindel. Lachen. Treppen steigen. Schwindel. Lachen. Auf dem Gang stehen viele Schüler. Sie reden und lachen. Die finden mich sicherlich alle zu dick und hässlich.

Es ist kurz vor 13 Uhr, ich habe Hunger, mein Magen knurrt. Wie peinlich, jetzt merken sie, wie schwach du bist. Auf dem Heimweg heißt es wieder fröhlich sein und einordnen. Oder, besser gesagt, unterordnen. Wir verabschieden uns. Ein letztes Lächeln und dann schnell nach Hause.

Ich renne hoch in die Wohnung. Ich bin ungeduldig. Ich schmeiße die Tasche in die Ecke und gehe zum Kühlschrank. Ich hole den Salatkopf und eine Tomate. Ich halbiere den Salatkopf und schneide die Tomate klein. Etwas Essig und Salz. Gierig schlinge ich den Salat in mich rein. Dazu trinke ich 1½ Liter Wasser, schnell. Der Hunger verschwindet. Jetzt noch eine Vitamintablette. Ich beschmiere einen Teller mit Tomatensoße und Reis und stelle ihn in die Spülmaschine. Es tut weh, meine Mutter zu belügen.

»Ich beschmiere einen Teller mit Tomatensoße und Reis und stelle ihn in die Spülmaschine. Es tut weh, meine Mutter zu belügen.«

Los, los, du hast keine Zeit, nachzudenken. Es ist 13:40 Uhr. Ich muss mich beeilen, in 1 ½ Stunden kommt meine Mutter. Deck den Tisch, du musst aufpassen, dass deine Mutter was isst. Sie sieht nicht gut aus. Jetzt Wohnung putzen, los, mach, du bist so faul. Staubsaugen, aufräumen, putzen. 15:00 Uhr, fertig. Jetzt Hausaufgaben machen, los, los. Nicht so faul rumstehen. Mach was Nützliches. Ich setzte mich an meinen Schreibtisch und fange an. Ich bin so unglaublich traurig und weiß gar nicht, warum.

Um 15:10 Uhr höre ich das Schlüsselgeräusch meiner Mutter. Jetzt reiß dich zusammen, deine Mutter hatte einen schwierigen Tag, die kann sich jetzt nicht auch noch dein grundloses und sinnloses Geheule anhören. Ich stehe auf und gehe in die Küche. Für mich ist es wie selbstverständlich, dass ich mich an den Tisch setze und meiner Mutter zuhöre. Ich gebe ihr Ratschläge, wie sie ihren Tag gestalten kann. Entspannen und lesen. In die Sauna gehen oder sich mit Freunden treffen.

Erst als sich meine Mutter ein Buch genommen hat und auf dem Sofa sitzt, gehe ich in mein Zimmer zurück, um die Hausaufgaben fortzusetzen. Ich beginne zu weinen, ohne Grund, wie armselig und schwach. Es ist 18 Uhr. Ich klappe das Buch zu. Du warst wieder faul. Aber jetzt hast du keine Zeit mehr, du musst jetzt joggen gehen. Auf, auf, Fettsack. Ich ziehe meine Joggingsachen an. Eigentlich habe ich keine Lust, draußen regnet es. Egal. Ich muss, ich muss. Ich verabschiede mich.

Mit dem Fahrrad fahre ich das Stück zum Englischen Garten. Als ich ankomme, bin ich schon total durchnässt und friere. Stell dich nicht so an, wenn du läufst, wird dir warm. Mach schon, lauf los.

Mit Widerwillen laufe ich los. Schon nach den ersten 100 Metern wird mir schwindelig. Spinnst du, überleg mal, was du noch vor dir hast. Sechs elend lange Kilometer. Lauf Fette, lauf. Ich stolpere ständig über Wurzeln. Selbst schuld, wenn du zu blöd bist, die Beine zu heben. Ich kann nicht mehr, bitte, ich will aufhören. Wenn du jetzt aufhörst, läufst du alles noch mal von vorne. Den letzten Kilometer schleppe ich mich nur noch. Wie automatisch setze ich Fuß vor Fuß. Endlich geschafft. Vergiss es, Tanja. Zu Hause machst du noch deine Übungen. Rauf aufs Fahrrad und los.

Zu Hause begrüße ich meine Mutter freundlich und erzähle ihr, wie schön es war. Ich rede irgendwas von: Joggen bringt mir so

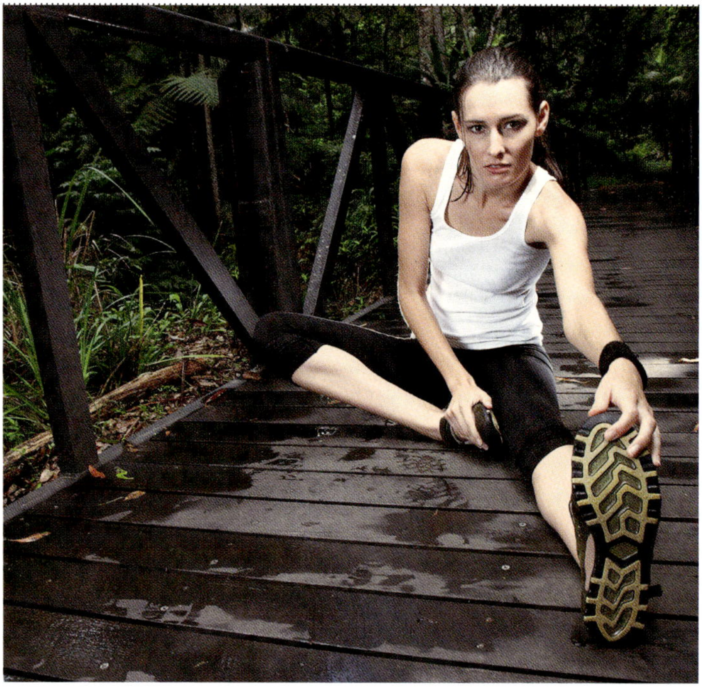

viel, heute hat's besonders Spaß gemacht, und ich bin viel ausgeglichener, seit ich jogge. Ich erkläre meiner Mutter, dass ich noch Hausaufgaben machen muss.

In meinem Zimmer lege ich mich auf den Boden und beginne mit meinen Übungen. Ich zähle nicht, ich mache einen Sit-up nach dem anderen, nach 20 Minuten höre ich auf. Ich glaube, ich bin am Ende meiner Kraft. Du spinnst doch, was hast du heute schon geleistet. Faul wie immer. Ich gehe ins Bad und dusche. Erst heiß, meine Haut wird rot. Dann eiskalt, lange, viel zu lange. Das kalte Wasser läuft über meinen Kopf. Das pocht und sticht, aber es tut gut.

»Ich glaube, ich bin am Ende meiner Kraft. Du spinnst doch, was hast du heute schon geleistet. Faul wie immer.«

Jetzt noch Gute Nacht sagen, nichts anmerken lassen. Ich gebe meiner Mutter einen Gutenachtkuss. Ich gehe in mein Zimmer. Ich klettere mein Hochbett hoch. Meine Beine geben nach, und ich falle auf den Boden. Spinnst du, nicht so laut, wenn das jemand merkt. Du hältst einfach nichts aus, Schwächling. Im Bett mache ich die Augen zu. Wohl wissend, dass der nächste Tag haargenau so ablaufen wird wie der heutige, schlafe ich ein.«

Sara, 18 Jahre; Diagnose: Bulimia nervosa; Krankheitsdauer: 3–4 Jahre

»Es ist 6:30 Uhr, mein Wecker klingelt, Zeit zum Aufstehen, mein erster Reflex: das Abtasten meines Hüftknochens, alles okay, ich spüre ihn mehr als gestern (was vielleicht eine Einbildung ist), der Tag fängt schon mal gut an!

Ich stehe auf und gehe ins Bad, betrachte mich kritisch im Spiegel, du könntest echt besser aussehen, ich schiebe die Gedanken schnell beiseite, putze mir die Zähne und spring unter die Dusche, bis dahin ist alles okay. Jetzt kommt das Schlimmste: das Anziehen und das Im-Spiegel-Betrachten, was ist am vorteilhaftesten für deine ›Horror-Figur‹ und auch noch relativ modisch, die Wahl fällt auf meine Lieblingsjeans und ein einfaches T-Shirt, dazu meine neuen spitzen Schuhe, um die mich jede beneidet, aber nur ich hab sie, bei dem Gedanken geht's mir besser.

Ein letzter Blick in den Spiegel, der für mich wieder mal über Top oder Flop entscheidet, heute ist es ein Flop, sofort denke ich: Egal, was du je anziehen wirst, ob deine Schuhe so toll sind, du bist einfach hässlich, fett und nutzlos; die Liste in meinem Kopf könnte ich stundenlang weiterführen.

Mittlerweile ist es 7 Uhr, höchste Zeit, um zur Schule zu rennen, eigentlich ist der Zeitdruck ja super: Ich hab keine Zeit für Frühstück, und ich muss, um rechtzeitig zu kommen, meinen 20-Minuten-Schulweg in zwölf Minuten schaffen, d. h. quasi joggen, mich abhetzen, was wiederum bedeutet, dass ich mehr Kalorien verbrenne und meinem Ideal, der attraktiven, unwiderstehlichen Schlankheit, näherkomme.

Da der Tag schon mal mit Nichtsessen und Stress angefangen hat, heißt das für mich: Es ist ein starker Tag! Ich werde nichts essen, mindestens 90 Minuten Joggen und 40 Minuten Aerobic machen.

»Der Tag hat mit Nichtsessen und Stress angefangen: Ein starker Tag!«

Die Gedanken, während ich zur Schule eile, machen mich wahnsinnig euphorisch, ich kann ja so stark sein, allem widerstehen, angesichts meiner Idealfigur, was ich mit Beliebtheit und allem Glück dieser Erde gleichsetze, dafür würde ich ja eh alles tun. Es ist 7:20 Uhr, ich bin pünktlich, ich bin stark, und überhaupt sehe ich ja doch nicht so schlecht aus.

Die erste Stunde, Mathe, ich versteh nichts, was für mich bedeutet: Du bist so schwach und schlecht und fett, sofort kommt mir meine Schwester in den Kopf, sie ist ja so perfekt, hat keine Probleme, meine Eltern können echt stolz auf sie sein, auf mich nicht, ich bin ja eher eine schlechte Tochter, mache nur Sorgen, bringe nur 12 anstatt 14 Punkte nach Hause, das macht mich tieftraurig, und ich denke darüber nach, ob ich in der Pause essen sollte, um zu verdrängen, oder ob ich stark bleiben sollte, um meinem Ideal näherzukommen, und auch glücklich sein könnte, dieses Hin und Her beschäftigt mich die nächsten zwei Stunden, und ich kann mich auf nichts anderes mehr konzentrieren, schrecklich, ich bin in meiner Welt, nicht ansprechbar, für niemanden!

In fünf Minuten wird es zur großen Pause klingeln, mein Herz rast, was soll ich nur tun, der Konflikt ›essen oder hungern‹ macht mich fertig, meine Banknachbarin fragt, was mit mir los sei, ich motze sie an, sie solle mich in Ruhe lassen, es ist alles super. Es klingelt, ich laufe raus, wo meine Freundinnen und meine Schwester warten, alle wollen zum Bäcker und dann noch zu Müller, Schokolade und Gummibärchen kaufen, was für mich total verlockend ist, aber eben auch Todsünde bedeutet.

Ich laufe zum Bäcker, in meinem Kopf dreht sich alles um süße Teilchen und um meine Willenskraft. Eine Freundin fragt: Was willst du, mal wieder nichts? Das ist der Satz, der mich verleitet, zu essen, ich nehme eine Nussschnecke und einen Latte macchiato!

Eine Freundin fragt: »Was willst du, mal wieder nichts?«

Die eine Stimme in meinem Kopf sagt, super, endlich was Leckeres zu essen, die andere sagt, du hast wieder mal versagt, du bist so schwach, du wirst nie dünn werden. Ich beruhige die negative Stimme, indem ich mir vorhalte, dass ich ja kein Frühstück hatte und dass ich mich danach besser konzentrieren könnte und heute Mittag wird eh alles besser und notfalls könnte ich ja in ein paar Minuten auf der Schultoilette mein Frühstück erbrechen, eigentlich ist es ja die Lösung, dann kann ich ja auch noch Schokolade kaufen und vielleicht noch eine Butterbrezel, wenn ich schon erbreche, dann soll es sich lohnen. Das Ganze mache ich auch.

Während der Stunde gehe ich auf die Toilette und erbreche alles, ich putze mir schnell die Zähne mit meiner Notfall-Zahnbürste, die ich immer bei mir hab, schminke mich schnell und geh wieder in den Unterricht, niemand merkt was, nach außen ist alles perfekt, was mich erfüllt.

»Während der Stunde gehe ich auf die Toilette, erbreche alles und putze mir schnell die Zähne.«

Es ist doch alles okay, auch wenn ich gerade erst gekotzt habe, doch für mich steht ebenfalls fest, dass ich wieder mal versagt habe und dass heute ein mieser Tag ist, ich werde zu Mittag essen und danach erbrechen, in einen Mülleimer in meinem Zimmer, weil unser Bad fehlkonzipiert ist und alle Geräusche gehört werden könnten, um es danach unter größter Vorsicht nach hundertmaligem Absichern in der Toilette zu entsorgen und sorgfältig den Mülleimer zu spülen und ihn wieder an seinen gewohnten Platz in einem Regal zu stellen, und ich fühle mich gut, weil ich weiß, dass er morgen wieder für mich da sein wird.

Danach führe ich mein Sportprogramm durch, dann fernsehen, um zu entspannen. Dann folgt das Abendessen mit der Familie, drei Gänge in gewohnter Harmonie mit all den strengen Regeln, die sich um Essen und um Verhalten drehen, was mich sehr stresst, ich denke, wie kann ich so schnell wie möglich vom Tisch aufstehen, um der Situation zu entkommen und die schrecklichen Massen wieder zu erbrechen.

Diesmal sage ich, ich gehe noch ein bisschen mit dem Hund raus, die Sonne scheint noch so schön, dabei denke ich nur: Hoffentlich will niemand mit, ich geh doch nur, um mich im Wald zu übergeben, schließlich fällt es ja auf, wenn ich nach dem Essen immer ins Zimmer verschwinde und dann für eine halbe Stunde im Bad bin.

Ich frage mich jedes Mal beim und nach dem Essen: Warum, warum nehme ich das alles auf mich, das ist doch total gestört, warum zerstöre ich meinen Körper, warum bin ich so schwach und kann mich nicht kontrollieren, warum bin ausgerechnet ich so eine miese Versagerin?! Normal essen kann doch nicht so schwer sein, andere können es schließlich auch!!! Warum habe ich nur jemals mit der Scheiße angefangen, ich wusste doch genau, dass ich die Kontrolle verlieren würde und dass so eine Krankheit rein logisch gesehen einfach nur zerstört und dass Schlankheit nicht das Wichtigste ist und ich doch eigentlich auch andere Stärken besitze.

»Ich frage mich jedes Mal beim und nach dem Essen: Warum bin ausgerechnet ich so eine Versagerin?! Normal essen kann doch nicht so schwer sein, andere können es schließlich auch!!!«

Es ist nun so gegen 21 Uhr, ich fühle mich schuldig und schäme mich für meinen Tag und mein krankes Verhalten, aber morgen wird ja alles anders, ich werde einfach wieder normal sein und alles wird besser.«

Lisa, 17 Jahre; Krankheitsdauer: 4 Jahre; 2 Jahre ambulante Therapie

»Drei Tage sturmfrei! Nach den nervtötenden Wochen zu Hause, in denen meine beiden Eltern ständig versuchten, mich zu kontrollieren und in ein Muster zu zwängen, ist es wie eine Erlösung. Jetzt kann ich mich mal so richtig ausleben und mit dem Scheiß abschließen. Nur noch einmal so richtig heftig – ich will mir den Rest geben, mich zum Punkt der totalen Erschöpfung treiben. Nur noch einmal fressen!

Es geht los: Zuerst mal feststellen, was alles da ist. Seit meine Eltern meinen, das wirkliche Ausmaß meiner Krankheit zu kennen, ist die Auswahl nicht mehr so groß. Doch das stört mich im Moment wenig. Man braucht nur Fantasie, und die habe ich zur Genüge. Ich rühre Eier mit Milch, Mehl und viel, viel Zucker zu einem Brei – das wird dann so eine Art Omelette. Dazu Joghurt, Rama, Marmelade, Honig und den Rest der Nutella. O.k., jetzt brauche ich dringend was zum Aufweichen, damit es nachher nicht so eine Qual wird. Ich mache mir Kaffee mit viel Milch und acht Süßstofftabletten, nehme die Snacks von meinem Bruder und das letzte Glas Joghurt im Kühlschrank. Das reicht fürs Erste. Loswerden! So anstrengend ... trinken, kotzen, trinken ...

Ich kann nicht mehr, mir ist übel und schwindlig. Um die Übelkeit zu mildern, mache ich mir wieder einen Milchkaffee, aber der hilft auch nicht lange. Mein Körper schreit nach Nahrung. Na gut, irgendwas Leichtes kann ich mir ja kaufen. Ich radle zum Supermarkt und hole mir nur zwei Brezen. Daheim probiere ich,

Rama auf eine zu streichen, so wie ich es als Kind immer gemacht habe. Das schmeckt so vertraut, lecker. Aber ich will kein Fett essen!!! Ich bin eh schon normalgewichtig, ich will einen flachen Bauch, egal, ob ich den Tabellen nach dann zu wenig wiegen würde! 55 kg wären super. Aber ich werde es sowieso nicht schaffen.

Mein Stoffwechsel ist im Arsch. Keiner kann so extrem schnell zunehmen wie ich – das ist so unfair!!! Ich schmiere zentimeterdick Rama auf den Rest der zwei Brezen und stopfe sie in mich hinein. Ich brauche mehr, mehr Nahrung, die mich ausfüllt, bis mir schlecht wird und meine Emotionen mit ihrem Gewicht erstickt werden! Also wieder auf zum nächsten Supermarkt – ich brauche Pudding, Schokolade, weiche Semmeln, Chips, Eis, Sahne – Ich nehme, soviel ich tragen kann; einen Einkaufswagen zu nehmen traue ich mich nicht, es könnte ja zu viel werden und mir könnte zudem noch jemand begegnen. Wieder zu Hause, baue ich die ganzen Fressalien vor mir auf dem Tisch auf. Erst das Eis, Sahne drüber, Zucker über die Sahne. Zwischenrein Schokolade, Kinder Maxi King, das allerverbotenste Nahrungsmittel, Kaffee und wieder von vorne. Jetzt ist mir kotzschlecht, ich stehe auf und stelle fest, dass ich nicht mal mehr aufrecht gehen kann! Mein Bauch tut wahnsinnig weh – ich wundere mich oft, warum er nicht einfach dem Druck nachgibt und ich einfach explodiere.

»Ich brauche mehr, mehr Nahrung, die mich ausfüllt, bis mir schlecht wird und meine Emotionen mit ihrem Gewicht erstickt werden!«

Blöder Gedanke, ich will doch nicht sterben, aber auch nicht so weiterleben. Egal, alles total egal, ich muss es loswerden, sofort wieder loswerden. Ich will nicht schon wieder kotzen müssen; es ist so nervenaufreibend und unendlich anstrengend. Warum zur Hölle tue ich das?? Es macht doch verdammt noch mal keinen Sinn! Aber es muss raus, muss raus!!! Befreien. Also das Ganze noch mal von vorne.

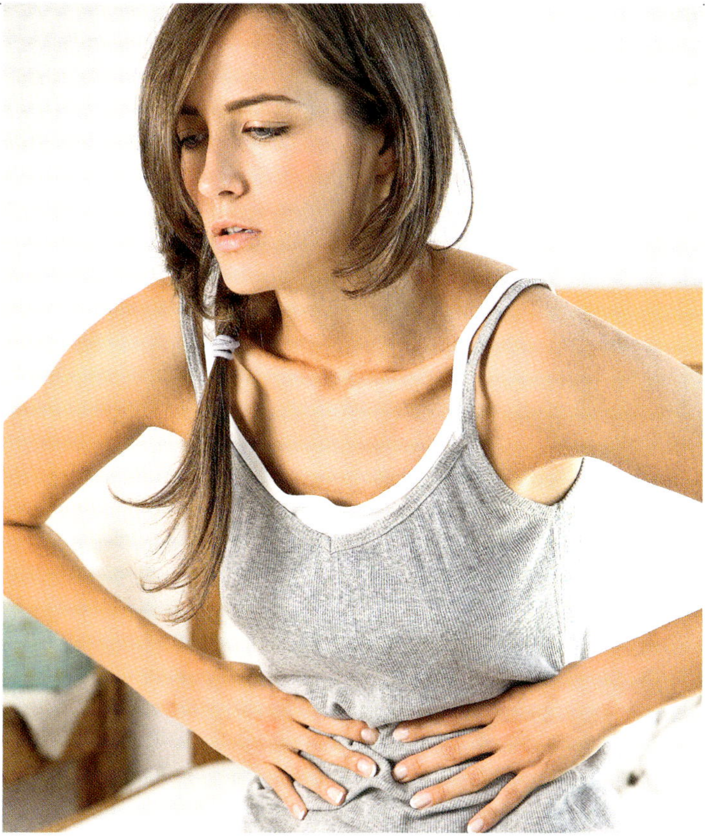

Danach bin ich nur noch am Ende. Dabei gäbe es so viel zu tun. Wäsche bügeln, Mathe machen – ich habe das Schuljahr so in den Sand gesetzt, ich sollte so viel lernen. Die Küche ist ein Schlachtfeld. Ich will nicht dorthin zurück und die Überreste meines wieder mal verlorenen Kampfes betrachten müssen. Erst mal ins Bett, ich kann nicht mehr stehen, alles dreht sich, und ich frage mich, ob Totsein nicht viel angenehmer wäre, als das weiterhin zu ertragen. Aber ich wische die Gedanken weg. Unsinn, jetzt schlafe ich erst mal, und danach sieht alles wieder anders aus. Aber mein schlechtes Gewissen meldet sich: ›Tu doch einmal was Sinnvolles! Vom Essenvernichten hat keiner was!‹ Doch ich muss mir eine Pause gönnen.

So dämmere ich eine Stunde vor mich hin, bis der Hunger zurückkommt. Erste Reaktion ist, mir wieder einen Kaffee zu machen. Aber jetzt lege ich los! Bügeleisen in die Steckdose und ein Stück nach dem anderen wird bearbeitet. Es ist immer nur die Überwindung, anzufangen, die so schwierig für mich ist. Zunächst geht es mir gut dabei, endlich leiste ich mal was. Doch ich kann bald nicht mehr stehen. Mir ist so schlecht und schwindlig. Ich sollte echt etwas bei mir behalten, nur was?

Also gut, der nächste Versuch. Am besten was Trockenes oder Obst. Eigentlich könnte ich mir ja was gönnen – habe ja bis jetzt noch nichts behalten. Aber mein Scheißbauch, meine blöden, hässlichen Vorsteh-Bäckchen! Warum kann ich nicht einfach so sein, wie ich mich gerne hätte, und glücklich leben – nie wieder tausend Gedanken ans Essen verschwenden müssen, es einfach tun! Keine Leute mehr belügen, keine Tagespläne machen, kein Essen verschwinden lassen und mein Konto dafür ausräumen. Keine offenen Mundwinkel und keinen rauen Hals. Ach Scheiße, warum musste es so weit kommen?!

»Warum kann ich nicht einfach so sein, wie ich mich gerne hätte, und glücklich leben – nie wieder tausend Gedanken ans Essen verschwenden müssen, es einfach tun!«

Warum mache ich mir Tag für Tag was vor, mache mich und meinen Körper fertig, nur um die verfluchte Zahl auf der Waage zumindest konstant zu halten. Ich schiebe Hass und Selbstmitleid. Wen ich hasse, kann ich nicht sagen, mich auf jeden Fall, aber nicht nur. Oft kommen mir Erlebnisse in den Sinn, die mir nur bestätigen, dass mein Leben schon immer zum Scheitern verurteilt war. Ich weiß, ich muss dagegen ankämpfen, ich habe so keine Zukunftsaussichten. Ich kann doch nicht mein Leben lang alles nur danach ausrichten, wann ich wieder fressen und kotzen muss!

Ich bin so ein Versager; wie oft, wie verdammt oft habe ich schon versucht, aus diesem Sumpf herauszukommen. Warum bin ich es mir nicht wert? Eigentlich bin ich doch nicht dumm, warum überreiße ich das nur nicht? Ich beginne zu essen, aber mit jedem Bissen wandeln sich sämtliche Emotionen in bedrükkende, leere Gleichgültigkeit und es geht von vorne los ... wieder und wieder ... kein Ende in Sicht.«

Abschiedsbriefe an die Krankheit von Steffi und Michaela

»Liebe Krankheit,

es fällt mir verdammt schwer, aber ich muss es dir heute einfach sagen: Ich will dich niemals wiedersehen, du musst für immer aus meinem Leben verschwinden. Wenn ich die Therapie am TCE beendet habe, wird nämlich kein Platz mehr für dich sein, nirgends, weder in meinem Körper noch in meinem Hirn noch in meinen Gedanken oder in meinem Herzen. Alles wird restlos ausgefüllt sein mit Glück und guten Ideen und Gedanken an Freunde und Lachen und Spaß und Gesprächen und Spieleabenden und Spaziergängen und Malen und Zeichnen und Schreiben – da habe ich einfach überhaupt keine Zeit mehr für dich.

Du musst das verstehen, du hast mich jetzt viele Jahre völlig für dich alleine gehabt und mich mit nichts und niemandem teilen müssen. Ich war ganz für dich da und – zugegeben – auch du warst immer für mich da, wenn es mir schlecht ging. Es waren nicht nur schlechte Stunden mit dir, deshalb fällt es mir ja so schwer, dich ziehen zu lassen. Du hast mir Geborgenheit gegeben und Wärme und etwas, worauf ich mich den ganzen quälend langen Tag freuen konnte. Es war ein so wunderbares, tröstendes und unheimlich befriedigendes Gefühl, wenn die Schokolade süß und verboten die Kehle hinuntergeglitten ist und mir inwendig Streicheleinheiten verpasst hat, die mein Körper sonst nur selten bekommen hat. Du warst meine Freundin und hast mir das Gefühl gegeben, nicht alleine zu sein. Du hast

»Es war ein so tröstendes und unheimlich befriedigendes Gefühl, wenn die Schokolade süß und verboten die Kehle hinunter geglitten ist und mir inwendig Streicheleinheiten verpasst hat.«

mich in der Illusion gewiegt, zumindest einen Bereich in meinem Leben wirklich steuern zu können, einen Bereich, der mir ganz alleine gehört.

Du, Fress-Brech-Sucht, hast es mir ermöglicht, Unmengen Seelentröster in mich reinzuschlingen, ohne wirklich fett zu werden, sodass niemand etwas gemerkt hat und ich am nächsten Tag wieder wie gewohnt funktionieren konnte. Du, Fress-Brech-Sucht, hast mich gelehrt, auf andere, die tagsüber etwas Hochkalorisches gegessen haben, mit Verachtung blicken zu können, wenn ich an meinem Apfel oder meiner Brezel gekaut habe.

Die neidischen Kommentare ›Isst du nichts?‹ haben mich erfreut, ich fühlte mich überlegen und konnte mir in aller Ruhe ausmalen, welche tollen, teuren Süßigkeiten ich mir heute Abend reinziehen würde. Das alles ging jahrelang gut mit uns, manchmal war unsere Beziehung auch gar nicht so innig, es gab Phasen, da dachte ich, du kehrst nie mehr zurück, und – ehrlich gesagt – ich habe dich eine Zeit lang auch gar nicht vermisst. Doch wenn ich dich dann wieder gebraucht habe, warst du sofort zur Stelle.

Warum, wirst du dich jetzt fragen, habe ich jetzt plötzlich genug von dir??

Ich erkläre es dir: Irgendwann, es muss so ein Jahr her sein, hat sich all das Schöne, was ich in den Jahren zuvor mit dir erlebt, empfunden habe, in Horror verwandelt. Nicht nur, dass du mich in den finanziellen Ruin getrieben hast mit deiner Forderung nach teuersten Süßigkeiten und Leckereien. Zum anderen hast du ein seelisches und körperliches Wrack aus mir gemacht.

»Du, Fress-Brech-Sucht, hast ein seelisches und körperliches Wrack aus mir gemacht.«

Was mir als Erstes negativ aufgefallen war: Ich habe nach den mehrmals am Tag geplanten Schokoladenberg-Kotzeimer-Orgien nicht mehr abgenommen, sondern jedes Mal ein wenig mehr gewogen. Mein Körper hatte überhaupt keine Kraft mehr, den ganzen Schokoeiskekseschleim wieder nach oben zu transportieren, ich war so erschöpft und müde, dass ich oft mit den Zehntausenden von Kalorien im Leib eingeschlafen bin (das Chaos im Zimmer konnte ich dann nicht mehr aufräumen, weshalb ich auch äußerlich immer mehr verkommen bin).

Du hast plötzlich angefangen, meinen Körper nicht jung und schlank und schön zu erhalten, sondern ihn Stück für Stück begonnen zu vernichten: Du hast mich von dir völlig abhängig gemacht, das hast du schleichend und sehr geschickt gemacht, ich habe es gar nicht gemerkt, dass ich nicht mehr ohne dich leben konnte, ich habe nur noch an dich gedacht, den ganzen Tag lang, war zu nichts anderem fähig, eine Existenz ohne dich stellte ich mir gar nicht erst vor.

Unsere Zweisamkeit hat es mir erspart, Konflikte mit Menschen austragen zu müssen, mit Menschen, denen ich mich mühsam hätte öffnen müssen, die mich eventuell kritisiert hätten und in die ich Zeit und Gefühle hätte investieren müssen, die hätten herausfinden können, wie schlecht und langweilig ich wirklich bin. Das hast du mir zumindest erfolgreich eingeredet – aber du hast wohl nicht damit gerechnet, dass ich unseren strengen Geheimhaltungsvertrag brechen würde und einem Menschen von dir erzählen würde. Ich habe meiner besten Freundin von dir erzählt, und ihr ist es gelungen, mich zu einer Therapie am TCE zu motivieren.

»Hiermit verbanne ich dich, Fress-Brech-Sucht, aus meinem Leben. Du hast bei mir Hirn- und Hausverbot!«

Du musst jetzt nicht zusehen, wie ich mich verändere, wie ich Freunde und Freude am echten Leben gewinne. Dabei musst du nicht zusehen, denn du wirst mich niemals wiedersehen. Hiermit verbanne ich dich, Fress-Brech-Sucht, aus meinem Leben.

Du hast bei mir Hirn- und Hausverbot. Nimm deinen Kotzeimer und den Schokoladenhaufen und verschwinde!!!!

Ich hoffe sehr, du findest keine andere ›Freundin‹.

Dann wirst du sterben, denn du kannst nur überleben, wenn ein Mädchen dich in ihrem Körper und ihren Gedanken hausen lässt und allen anderen Bewohnern kündigt.

Ich wünsche dir den Tod, nicht mir selbst, auf Nimmerwiedersehen.«

»Liebe Magersucht,
na, wie geht es uns heute? Gut? Schlecht? Mittelmäßig, wie eigentlich meistens?

Lassen wir die Höflichkeiten. Dies ist ein Abschiedsbrief. Mein Abschiedsbrief an dich. Dich, meine größte Feindin. Dich, meine ständige Begleiterin. Dich, meine beste Freundin. Lang ist es her, dass wir einander zum ersten Mal begegnet sind. Fünf Jahre, oder gar sechs?

Fünf verlorene Jahre, jedenfalls kommt es mir manchmal so vor.

Ganz harmlos hat alles angefangen. Eine kleine, pummelige Sechstklässlerin war ich, Klassenclown, immer gut drauf, nie verletzt, wenn ich wegen der paar Pfund zu viel geärgert wurde. Und irgendwie doch einsam und traurig. Unzufrieden mit mir selbst und der Welt.

Freunde hatte ich keine. Wirkliche Freunde, meine ich. Nur eine beste Freundin, und die war die Schlimmste von allen. Bummel, mein Spitzname, war bei ihr Programm.

Ich wollte nur ein paar Kilo abnehmen. Zehn, von 55 auf 45, oder so. Endlich nicht mehr ausgelacht werden. Endlich genauso sein, wie alle anderen auch.

Es war Advent, und ich habe in diesem Jahr kein Plätzchen gegessen. Ich war so stark, ich habe abgenommen. Plötzlich hat es funktioniert. Und alle haben gestaunt. Meine Mutter hat sich so für mich gefreut. Ich konnte etwas, was sie stets vergeblich versucht hatte.

Das Schönste war mein Gefühl. Ich war glücklich. Zum ersten Mal seit Langem habe ich mich wieder zufrieden im Spiegel ansehen können. Es war schön, wahnsinnig schön, sich selbst mögen zu können. Dass mir alles andere ganz wunderbar egal sein konnte. Und dieses Glücksgefühl blieb lange. Längst hatte ich die 45 Kilo erreicht. Aber vorsichtshalber wollte ich noch ein paar mehr abnehmen. Nur, damit ich sozusagen ein Minus-Polster hatte, falls ich, wenn ich wieder anfange, zu essen, zunehmen sollte. Meine Eltern waren stolz auf mich – noch.

»Ich war so stark, ich habe abgenommen. Meine Mutter hat sich so für mich gefreut. Ich konnte etwas, was sie stets vergeblich versucht hatte.«

Dann kam ein Urlaub. Und der ganze Stress. Ich aß zu wenig, als dass es nicht aufgefallen wäre. Morgens ein paar Erdbeeren, mittags vielleicht eine halbe Portion Gemüse, und das Abendessen ließ ich grundsätzlich ausfallen.

Ich wollte es nicht anders, war aber fest davon überzeugt, jederzeit aufhören zu können mit dem Hungern. Ich weiß nicht, ob ich es gekonnt hätte. Ich glaube nicht. Da warst du schon so wichtig, so unglaublich wichtig für mich und mein Selbstbewusstsein, Magersucht. Scheißmagersucht.

Meine Eltern waren hilflos, ich hatte sie in der Hand. Durch dich. Es hat wehgetan, dass sie sich so sorgten, aber es war auch schön.

Nie hatte ich ihnen Kummer bereitet, immer war ich das unkomplizierte, vernünftige Kind gewesen, um das man sich nicht zu kümmern brauchte.

Jetzt stand ich im Mittelpunkt.

Genießen konnte ich es nicht. Du warst zu übermächtig. In meinem Leben war nur noch eines wichtig: die nächste Mahlzeit und zu dieser möglichst wenig zu mir zu nehmen.

Bis auf 35 Kilo schaffte ich es, mich runterzuhungern.

Dann machte ich eine Therapie. Anfangs eher, weil ich wegwollte von zu Hause.

Es wurde eine schöne Zeit. Fast hätte ich mich von dir verabschiedet.

Ich lebte in einer Gruppe mit sieben Mädchen, alle ebenfalls essgestört. Und erlebte zum ersten Mal in meinem Leben richtige Freundschaft. Menschen, von denen ich so akzeptiert wurde, wie ich nun mal bin. Da hab ich dich gar nicht gebraucht, Freundin und Vertraute!

»In der Gruppe mit sieben Mädchen erlebte ich zum ersten Mal in meinem Leben richtige Freundschaft.«

Das Essen lief so nebenbei, war halb so schlimm, wie ich befürchtet hatte. In erster Linie war ich glücklich und hatte Spaß. Zu viel Spaß, zu viel Freundschaft.

Die ›Freiheit‹ nach 13 Wochen Krankenhaus war ein tiefes, schwarzes Loch.

Meine einzige, beste Freundin hatte ich verloren. Ich wollte auch nichts mehr mit ihr zu tun haben. Ersatz war schwer zu beschaffen in ein und derselben Klasse. Meine Mitschüler hatten weitergelebt – ohne mich. Ich war allein, ohne wirkliche Freunde, tingelte haltlos zwischen den einzelnen Cliquen herum.

Und zu Hause spielte ich heile Welt. Meine Eltern sollten sich nicht schon wieder sorgen müssen.

Gut, dass es dich noch gab, liebe Magersucht.

Du warst immer da, hast mich nicht verlassen. Hast mir wieder Halt und Selbstvertrauen gegeben. Auch wenn ich ihn gar nicht wollte, jedenfalls nicht von dir. Ich wusste ja, dass du meine Probleme nicht lösen kannst.

Aber irgendwas, irgendwen habe ich gebraucht.

Gemerkt hat zuerst keiner etwas. Meine Eltern hatten das Kapitel abgehakt, eng befreundet war ich mit keinem. Ich habe es ja nicht mal selbst wahrgenommen.

Aber dann war das erste Kilo runter und ich schon wieder mittendrin. Ja nicht zunehmen. Kalorienzählen vor jedem Bissen, jeden Morgen der Besuch bei der Waage.

Abnehmen, das konnte ich schnell.

Ich hasse dich so, ich hasse mich so. Du bist mein Leben, Gewohnheit, ein Teil von mir. Ich habe Angst, loszulassen. Habe Angst, was nach dir kommt. Angst vor dem Loch, das du hinterlässt. Mein Leben mit dir ist Kampf. Mal bist du oben, mal ich.

»Du bist mein Leben, Magersucht. Ich habe Angst, was nach dir kommt.«

Meine Triumphe sind kurz, ich esse, esse viel, lasse alle Kontrolle.

Noch während ich esse, bist du wieder da. Flüsterst mir ins Ohr, wie viele Kalorien ich gerade in mich hineinstopfe. Dass ich dick werde. Dass ich schon dick bin und nun aufgehen werde wie eine Dampfnudel.

Ich will dich nicht mehr! Ich will endlich leben. Spaß haben, mich freuen, nicht nur an Hungern, Essen, Kilos und schwabbelige Oberschenkel denken.

Warum lässt du mich nicht in Frieden? Verdammt, Magersucht, warum bist du so stark? Warum bestimmst du mein ganzes Leben?

Warum hast du dich in meinem Leben so festgesetzt, meine Gedanken eingenommen, mich so weit gebracht, dass ich dich brauche? Mich allein fühle ohne dich?

Dies ist ein Abschiedsbrief. Ich will nicht mehr. Du kannst mich mal. Sechs Jahre meines Lebens hast du gehabt, jetzt bin ich wieder dran.

Vielleicht habe ich zu viel verloren, vielleicht werde ich nie klarkommen in dieser Welt. Das ist mir egal. Nur leben will ich. Richtig leben. Nicht mit angezogener Handbremse. Nicht mit dir gemeinsam. Bald.

Heute beginnt mein neues Leben.

Danke, Magersucht, du hast mir viel gegeben, warst mir stets treu. Und jetzt lass mich in Ruhe, denn du hast mich terrorisiert, mein Leben verpfuscht, mir die Freude genommen.

Auf Nimmerwiedersehen!«

Wie Betroffene ihre Therapie erleben

Wir sind der Überzeugung, dass bei der Behandlung von Ess-Störungen die Gruppentherapie einer Einzeltherapie überlegen ist. Außerdem hat sich ein praktisches Esstraining als ein unverzichtbarer Baustein für eine erfolgreiche Behandlung erwiesen.

Essgestörte müssen wieder lernen, angstfrei mit Nahrung umzugehen. Es ist eine Illusion, davon auszugehen, dass Essgestörte wieder normal essen können, wenn sie es nur wollen oder wenn in einer Therapie zugrundeliegende Probleme bearbeitet werden.

Die Mehrzahl der Magersüchtigen hat eine oder mehrere, meist ambulante Therapien gemacht, bevor sie an der verhaltenstherapeutisch orientierten Gruppentherapie und am Essprogramm im TCE teilgenommen haben.

Erfahrungen mit einer ambulanten Therapie

»In über 100 Stunden einer Einzeltherapie (mit wechselnden Therapeuten) vor dem TCE habe ich eine Vielzahl logischer Erklärungen über die Zusammenhänge meiner Schwierigkeiten gefunden. Die Sprachlosigkeit meiner Therapeuten gab mir ein Gefühl der Überlegenheit, Unnahbarkeit und Stärke. Ich schützte mich vor Annäherung, indem ich meinem Gesprächspartner sofort demonstrierte, dass er mir zumindest verbal nichts Neues vermitteln konnte. Meine Therapiestunden kamen mir oft so vor, als schriebe ich einen Aufsatz über irgendein Thema. Die Art, wie ich über mich sprach, verhalf mir dazu, nichts von mir zu erzählen. Sie schützte mich davor, etwas von mir hergeben zu müssen. Ich habe in diesen vielen Stunden kein einziges Mal geweint, ich habe es nicht zulassen können, mich schwach zu zeigen und Gefühle anders als durch Worte auszudrücken. Ich

»Die Art, wie ich über mich sprach, verhalf mir dazu, nichts von mir zu erzählen.«

wusste überhaupt nicht, was ich in dieser Therapie sollte, ging aber trotzdem zu jeder vereinbarten Stunde, weil ich schließlich brav sein wollte und vor meinen Eltern den Anschein erwecken musste, mich behandeln zu lassen.«

TCE-Patientinnen berichten von ihrer Therapie

»Im TCE war es unendlich wichtig für mich, die Verantwortung für mein Essen zunächst an die Diätassistentin abgeben zu können. Das empfand ich als ungemein erleichternd und total befreiend, um endlich einen freien Kopf für meine wirklichen Probleme zu haben.«

»Nachdem ich geregelte Mahlzeiten einnehme, fühle ich mich in meinem Körper viel wohler. Ich bin inzwischen schon ganz schön oft echt lebenslustig und in solchen Momenten schaffe ich es gut, an Süßigkeitenautomaten total gelassen vorbeizugehen. Dabei fühle ich mich so richtig überlegen.«

»Nachdem ich geregelte Mahlzeiten einnehme, fühle ich mich in meinem Körper viel wohler.«

»Nachdem ich nach Struktur esse, fühle ich mich stärker und selbstbewusster. Ich spüre viel mehr und schmecke auch deutlicher. Auch habe ich beobachtet, dass anstelle von Essen bzw. Nichtessen viel mehr Emotionen spürbar werden, oft eine große Traurigkeit und Wut, aber ich bin zuversichtlich, was meine Zukunft angeht.«

»Das Zusammensein mit den anderen Patientinnen, unsere Gespräche bedeuten mir viel. Ich habe so etwas vorher noch nie erlebt, obwohl ich schon etliche Therapien hinter mir habe. Ich muss mich nicht verbergen oder rechtfertigen, ich werde sowieso von den anderen schonungslos erkannt und durchschaut, aber auch angenommen. Diejenigen aus der Gruppe, die sich schon etwas aus der Krankheit herausgearbeitet haben, machen mir viel Mut und geben mir viel Hoffnung. Gewisse krankhafte Verhaltens- und Denkweisen, die ich an anderen erkenne, machen mir meine eigenen aufs Schärfste bewusst. Die Gemeinsamkeit aber ist schön. Wie konnte ich nur der Überzeugung sein, dass ich als Einzelwesen existieren möchte.«

»Teilweise habe ich Angst vor den Gruppengesprächen, Angst, nicht zu wissen, was ich reden soll und etwas falsch zu machen. Verrückt, selbst in der Therapie habe ich das Bedürfnis, gut dazustehen und einen guten Eindruck zu machen.«

»Ich bin irritierbar. Es macht mich ziemlich fertig, zu kapieren, dass meine Magersuchtsideologie, die ich jahrelang für richtig hielt, eine Ideologie ist, mit der ich mich umbringe. Ich traure um meine Vergangenheit, meine Illusionen gehen kaputt. Übrig bleibt eine ziemlich unschöne, farblose, traurige Realität. Viele Eingeständnisse fallen mir schwer. Ich habe nicht die Supereltern, die ich mir in meiner Fantasie zurechtgebogen habe, ich

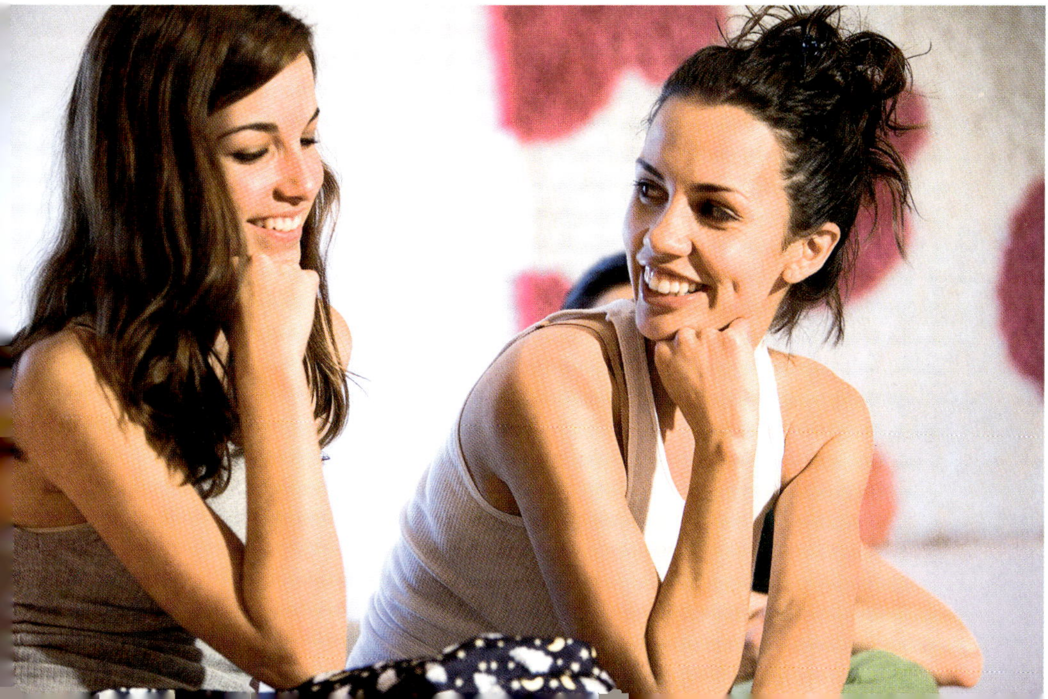

bin nicht so toll und außergewöhnlich, wie ich mir eingebildet habe. Meine Fassaden und Illusionen brechen zusammen.«

»Thema der Gruppe war heute, dass wir unsere Gefühle und Bedürfnisse nicht oder kaum wahrnehmen. Wir haben festgestellt, dass wir völlig vereinnahmt wurden und alles mit uns haben geschehen lassen (ob zu Hause oder in der Schule), nur um gelobt und geliebt zu werden. Jetzt müssen wir uns endlich wehren, endlich unser Leben eigenverantwortlich führen. Ich habe angefangen, Hüllen fallen zu lassen und mich zu zeigen. Ich will kämpfen, und wenn dieser Kampf noch so schwer ist, ich will mir endlich helfen lassen.«

»Ich will kämpfen, und wenn dieser Kampf noch so schwer ist, ich will mir endlich helfen lassen.«

»Ich habe heute fast bei jeder in der Gruppe mitheulen können. Es ist so, dass ich über das Leid anderer besser weinen kann als über mein eigenes. Wenn ich einmal über mich geweint habe, machte sich ein paar Stunden später mein Kopf darüber lustig, über das Kind, das geflennt hatte. In der Situation selbst noch nicht. Da scheint mein blöder Kopf zu spüren, dass er jetzt sein dummes Maul halten soll. Es gibt da in mir einen, der unterdrückt, und einen, der unterdrückt wird. Dieser jemand ist eigentlich tot, eine Schale, eine Fratze, aber er ist so perfekt, glaubhaft und stark, dass es schwer ist, gegen diesen aufgeblasen Pfau anzukämpfen.«

»Vor der Therapie habe ich mir in Bezug auf meine Eltern und unsere Familie alles Mögliche vorgemacht. Dieser Selbstbetrug funktioniert nicht mehr, was mir oft das Gefühl gibt, dass ich völlig verloren und einsam bin, weil ich keine Wurzeln habe. Dieses Gefühl stellt sich speziell dann ein, wenn ich aufhöre, alles zu beschönigen, und feststellen muss, dass mein Vater, meine Mutter und ich im Grunde keine Beziehung zueinander haben. Dieses Gefühl, das ich habe, wenn ich unsere Familie sehe, ohne alles zu beschönigen, halte ich sehr schlecht aus. Dieses Gefühl, eigentlich nirgendwo herzukommen und nirgendwo hinzugehören. Ich bin noch nicht an dem Punkt, an dem ich mich bei einem anderen Menschen richtig zu Hause fühlen kann. Wenn ich sehe, wie wenig wir uns in unserer Familie nahe sind, versuche ich schnell wieder, die Realität, die so verdammt wehtut, umzulügen. Aber diese Lüge erlaube ich mir nicht mehr. Ich bin viel öfter traurig als früher. Ich glaube, ich bin vor allem traurig über meine Eltern. Ich muss immer mehr einsehen, dass sie ganz anders sind als das Bild, das ich mir von ihnen vorgegaukelt habe.«

»Anfänglich machte mir die Vorstellung einer Gruppentherapie riesige Angst. In den ersten Gruppengesprächen tarnte ich mich mit Arroganz und Überheblichkeit, um meine Angst, etwas von mir zu erzählen und mich damit auszuliefern und preiszugeben, nicht spüren zu müssen. Ich ersehnte mir damals ein Kurzzeit-Patentrezept, wie ich meine Krankheit loswerden könnte. Meine Angst vor der Psychotherapie war zum großen Teil die Angst, genauer zu mir hinzusehen und erkennen zu müssen, wie und wer ich wirklich bin. Inzwischen gibt mir die Gruppe sehr viel Sicherheit und Rückhalt. Ich fühle mich angenommen, wie ich bin, und habe es längst nicht mehr nötig, irgendetwas darzustellen.«

»Zunächst ging ich in die Gruppe mit einer sehr merkwürdigen Einstellung, als sei sie eine Veranstaltung ähnlich einem tiefsinnigen Film. Ich ging dorthin in der Hoffnung, für mich etwas aus jedem Treffen herausziehen zu können. Doch die Realität war und ist ganz anders. Man bekommt von niemandem Leben stückweise, appetitlich und mundgerecht angeboten. Man erfährt in der Gruppe praktisch keine Lebensweisheiten, die man nur noch nachahmen müsste. Es sagt einem niemand, wie Leben geht.«

»Die Gruppe hilft mir, realistischer zu werden, sie zeigt mir Wege, die andere schon vor mir gegangen sind, ohne dass ihnen dabei Schreckliches widerfahren wäre. In der Gruppe hört mein Größenwahn auf, der sich mein Leben lang mit tiefster Selbstverachtung und Ohnmacht abgewechselt hat. In der Gruppe werde ich durch Gedankengänge der anderen immer wieder daran erinnert, dass ich nicht so tun sollte, als verliefe mein Leben ganz prima, als müsste ich nicht gegen ein ganz konkretes Problem ankämpfen wie alle anderen auch. Ich weiß, dass ich noch vieles üben muss, dass ich damit aber nicht allein bin. Mein langjähriges Alibi, dass mir sowieso niemand helfen kann, zählt nicht mehr. Ich bin in vielem unsicherer geworden, aber in entscheidenden Dingen sicherer: Ich kann Gefühle wahrnehmen und weiß, dass ich sie mir nicht nur einbilde.«

»Die Gruppe hilft mir, realistischer zu werden, sie zeigt mir Wege, die andere schon vor mir gegangen sind.«

»Was macht jetzt mein Lebensgefühl aus?
Ich vertraue auf mich und andere.
Ich bin nicht mehr so verbissen.
Ich lasse mich nicht bestimmen.
Ich setze mich gelegentlich über die Meinung anderer hinweg.
Ich grübele nicht über alles und jeden stundenlang nach.
Ich fühle mich nicht mehr als Nabelarsch der Welt.
Ich weiß nicht immer schon alles vorher.
Ich achte mehr auf die kleinen Dinge des Lebens.
Ich sage, was mich nervt und was ich will.
Ich lasse meine Wut nicht an mir aus.
Ich identifiziere mich nicht mehr mit jedem, der mir irgendwo begegnet.
Ich überlege nicht stundenlang, ob ich jetzt eine Sache weshalb, wann und wie am besten tun kann.
Ich kann mich für Sachen und Menschen begeistern.
Ich kann mich verlieben.
Ich kann mich vergessen.
Ich bin und gehe meinen Weg.«

Erfolgreiche Behandlung von Ess-Störungen

> Schriftliche Kommentare fördern Selbsterkenntnis und Selbstverantwortung jeder einzelnen Patientin, dienen der Verständigung innerhalb der Gruppengespräche und verschaffen dem Therapeuten wertvolle Einsichten in die Kernprobleme der Krankheit.

> Hinter dem Verhalten der Essgestörten verbirgt sich ein äußerst komplexes Innenleben, das möglicherweise auch Uneingestandenes im Leben anderer Familienmitglieder spiegelt.

> Die Familien, aus denen Essgestörte kommen, weisen auf den ersten Blick nichts Außergewöhnliches oder gar Negatives auf. Manche erwecken sogar den Anschein, Bilderbuchfamilien zu sein.

> Vor allem Magersüchtige fühlen sich lange Zeit nicht krank. Sie empfinden ihre Ess-Störung gefährlich lange als Macht und Stärke, als etwas Elitäres, als Stein der Weisen, der alle ihre Probleme löst und den sie sich täglich neu verdienen müssen.

> Gruppentherapie und ein praktisches Esstraining sind unverzichtbare Bestandteile einer erfolgreichen Behandlung.

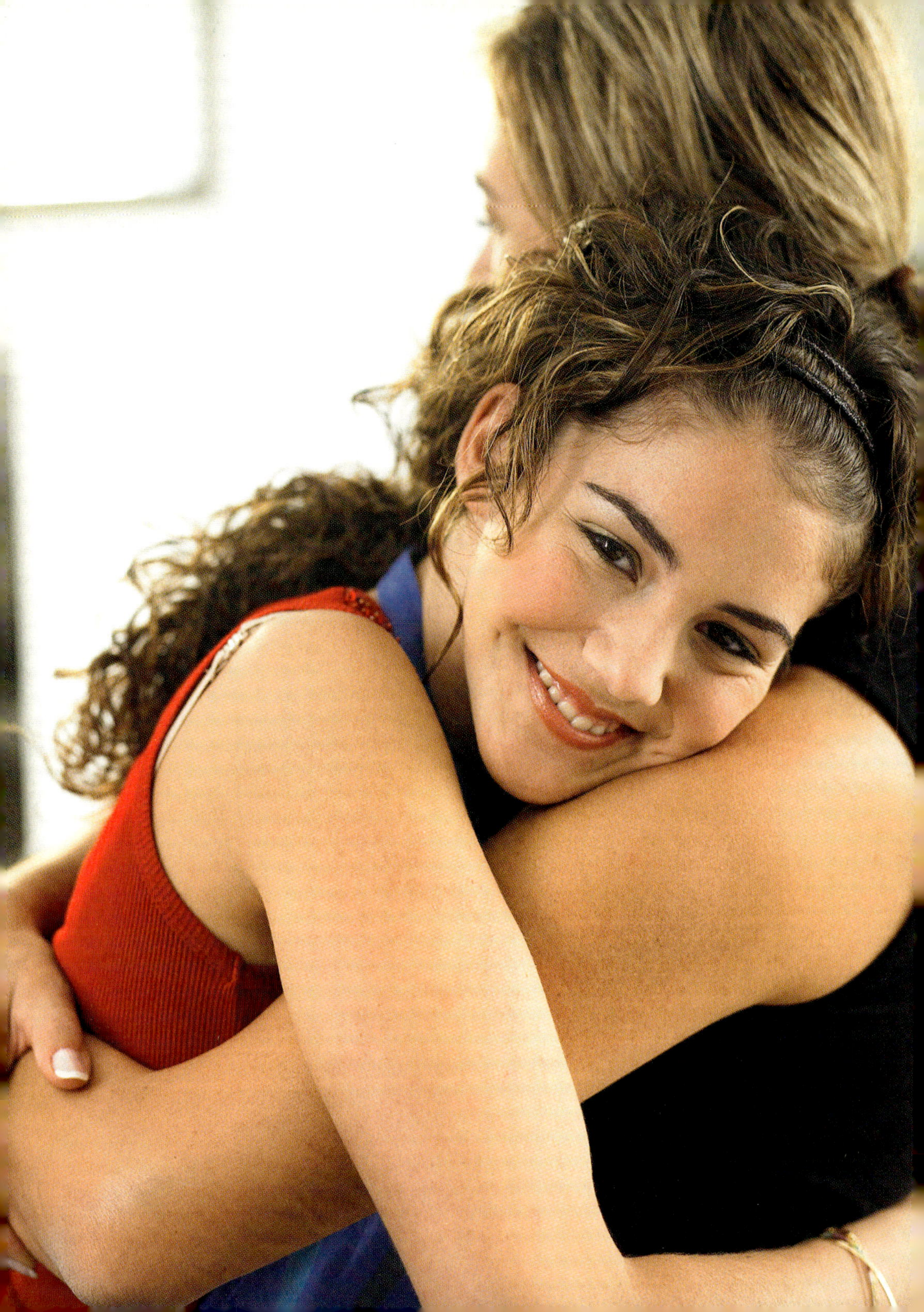

So können Eltern am Therapieerfolg mitwirken

Texte von Eltern, deren Kinder nicht zuletzt durch engagierte Mitarbeit der Familie eine erfolgreiche Therapie absolviert haben, geben wertvolle Denkanstöße für andere Betroffene.

Die Angehörigen, deren schriftliche Aufzeichnungen wir in Ausschnitten dokumentieren, suchen nach einem geeigneten Weg, ihren essgestörten Kindern zu helfen. Vielleicht hilft das auch Ihnen, wenn Sie nach Lektüre dieses Buches annehmen müssen, dass Ihr Kind an Magersucht oder Bulimie erkrankt ist.

Ein Vater: »Lange Zeit nahm ich das gestörte Essverhalten meiner Tochter nicht ernst. Ich war auf meine Kinder stolz und wollte nicht wahrhaben, dass eines aus der Reihe tanzte. Ich glaubte, es bedürfe nur guten Zuredens, und alles werde sich mit der Zeit wieder einrenken. Erst nach Jahren gestand ich mir ein, dass diese Hoffnung trügerisch war und dass selbst härteres Vorgehen nichts nützte.

Der stärkste Beweggrund, an den Familiengesprächen teilzunehmen, war für mich zunächst der Wunsch, meiner Tochter zu helfen. Natürlich hatte ich Angst, bloßgestellt zu werden, und Angst vor Schuldzuweisungen. Aber meine Befürchtungen erwiesen sich als grundlos.

Der Austausch in der Gruppe über Probleme in den Familien ist wohltuend und aufschlussreich. Bei so manchem Beitrag aus dem Teilnehmerkreis fällt es mir wie Schuppen von den Augen: Wie steht es mit meiner Selbstsicherheit; mit meinem Mut zu tiefen Beziehungen; mit meiner Fähigkeit, Gefühle zuzulassen – um nur einige Fragen zu nennen, die mich bewegen. Festgefahrene Positionen werden infrage gestellt, Lebenslügen als solche angesprochen. Für mich bedeutet Teilnahme an den Familiengesprächen Bewusstwerden und Befreiung.«

Eine Mutter auf dem Weg zu sich selbst: »Ich hatte ein sehr enges Verhältnis zu meinen Töchtern und förderte ihre Begabung, wo es nur ging. Ich sah es außerdem als meine Aufgabe an, alle Familienbelange von meinem Mann fernzuhalten, damit er ungestört in seinem Beruf vorwärtskommen konnte.

Im Laufe der Zeit muss ich wohl meine eigenen Bedürfnisse und Wünsche vollkommen vergessen oder verdrängt haben. Wenn es meinem Mann und meinen Kindern gut ging, ging es auch mir gut. Hatten sie Erfolg, war es auch mein Erfolg. Ich schmückte mich mit meiner Familie und kam mir ohne sie nackt und unvollständig vor. Ich fühlte mich für die Harmonie innerhalb der Familie verantwortlich und für das Wohlergehen der einzelnen Familienmitglieder. Ich glaubte mich glücklich, weil ich nette, intelligente Kinder hatte und eine harmonische Ehe führte, obwohl mir heute gesagt wird, dass ich damals sehr viel Unzufriedenheit ausgestrahlt habe.

Jedenfalls traf es mich wie ein Blitz aus heiterem Himmel, als meine älteste Tochter magersüchtig wurde. Sie war ein besonders begabtes, verständnisvolles und angepasstes Mädchen und immer unser ganzer Stolz gewesen. Innerhalb von wenigen Wochen veränderte sie sich total. Es war eine sehr schmerzliche Erfahrung, zu spüren, wie sie sich meinem Einfluss entzog, keine noch so gut gemeinten Ratschläge annahm und selbst meine Verzweiflung unbeachtet ließ. Erstmals stand ich meiner Tochter vollkommen hilflos gegenüber. Von Verwandten und Bekannten wurde ich auf Erziehungsfehler hingewiesen. Manche gaben mir regelrecht die Schuld. Ich war verzweifelt, fühlte mich schuldig und sehr alleingelassen.

»Ich begann zu ahnen, dass es nicht nur darum ging, meiner Tochter zu helfen, sondern auch mir selbst.«

Als meine Tochter in der Klinik war, erfuhr ich von der Familiengruppe und beschloss, daran teilzunehmen, weil ich nichts unversucht lassen wollte, ihr zu helfen. Ich fürchtete zwar neue Schuldzuweisungen, erhoffte mir aber Rezepte für den Umgang mit meiner magersüchtigen Tochter. Ich erhielt keines von beiden, begegnete aber anderen Müttern, die in der gleichen Situation waren wie ich und mit denen ich mich bald sehr gut verstand. Ich begann zu ahnen, dass es nicht nur darum ging, meiner Tochter zu helfen, sondern auch mir selbst, und vor allem, dass ich in meinem Leben einiges ändern musste. Es war ein schwerer Schritt, und es kostete mich viel Mut, mein Verhalten, meine Rolle in der Familie, meine Wertvorstellungen, kurz alles, was ich jahrelang für richtig, wichtig und gut gehalten hatte, kritisch zu betrachten und teilweise sogar infrage zu stellen. Oft hatte ich Angst, oft war ich verzweifelt; aber ganz allmählich spürte ich eine neue Freiheit und eine neue Sicherheit für mich und meine Familie. Ich musste mich selbst, meine Bedürfnisse und meine Interessen erst wiederfinden.

Seitdem ich nicht mehr für alles zuständig und verantwortlich sein muss, was in der Familie geschieht, seitdem z. B. die schlechten Noten meiner Kinder nicht mehr meine schlechten Noten sind, fühle ich mich wesentlich freier und gelöster. Ich habe weniger Stress und mehr Freiraum für mich. In der Familie läuft alles mindestens ebenso gut wie vorher, nur mit dem Unterschied, dass wir viel offener miteinander umgehen und dass unsere Stimmung sehr viel heiterer ist.«

Eine andere Mutter: »Langsam verwandelte ich mich in den Familiengruppengesprächen von einer Blinden in eine Sehende, ich verstand, dass die Krankheit eine Sprachform ist, mit der die Betroffenen sich ausdrücken, weil sie keine andere Möglichkeit der Kommunikation haben. Aber mit dem Verstehen änderte sich noch nicht der Umgang mit meiner Tochter. Ich merkte, dass ich eine eigene Therapie brauchte, um besser mit der Kluft zwischen meinen Gefühlen und meinem Verstand umgehen zu lernen. Ich lernte meine eigene Ängstlichkeit kennen, die ich bisher ignoriert hatte. Ich merkte, dass ich souverän sein wollte, wenn ich es gar nicht war, dass ich eingepanzert war in Aggression und Abwehr, keine Grenzen ziehen konnte zu meinem eigenen Schutz und dass diese Verhaltensweisen Teile einer Kausalitätskette waren und sind, die zur Erkrankung meiner Tochter geführt haben.

Ich lernte erkennen, dass ich zugleich als Tochter Opfer und als Mutter Täterin war, denn auch ich hatte eine Fassade aufgebaut nach altem Muster. Ich sah, dass die jungen essgestörten Mädchen im TCE eine Chance bekamen, die ich zwar jetzt auch hatte, aber sie hatten das Leben noch vor sich und konnten sie besser nutzen – gelegentlich erfüllte mich das mit Neid. Sie würden nicht mehr nach den Vorstellungen ihrer Eltern einem Idealbild nachstreben, nicht mehr den Moralvorstellungen unkritisch folgen, sondern eigene Wertmaßstäbe suchen und hoffentlich finden. Bei uns hatten die Mechanismen der »guten Familie« funktioniert: je kaputter sie war, desto perfekter war die Fassade. Diese ›gute Familie‹ hatte ich nie infrage gestellt und merkte erst in der Therapie, wie gefährlich es für mich als Kind gewesen war, eine andere Meinung, eine andere Moralvorstellung zu haben oder gar Kritik an der Familie zu üben. Ich fühlte mich in den Therapiestunden im TCE den essgestörten jungen Frauen sehr nahe, ihre Probleme waren mir vertraut. Oft glaubte ich, sie hätten meine verschütteten Gedanken erraten und formuliert.«

»Ich lernte erkennen, dass ich zugleich als Tochter Opfer und als Mutter Täterin war.«

Der Vater von Laura: »Ich bin fünfzig Jahre alt, seit zwanzig Jahren verheiratet. Akademische Ausbildung, geradlinige, erfolgreiche berufliche Laufbahn; zwei Kinder, die durch mehrjährige Auslandsaufenthalte multikulturell aufgewachsen sind. Die Erziehung der Kinder erfolgte weitgehend durch die Mutter. Die Kinder sind in wohlbehütetem Umfeld aufgewachsen, materielle Beschränkungen gab es nicht. (...) Leistung und Disziplin waren Tugenden, die in der Familie, zum Teil auch unausgesprochen, hoch bewertet wurden. Über Gefühle und Emotionen wurde wenig gesprochen, noch weniger wurden sie offen gezeigt. (...) Auf die besonderen Bedürfnisse und Wünsche der Kinder wurde nicht speziell Rücksicht genommen.

Krankheit meiner Tochter: In der ersten Phase habe ich die Krankheitssymptome nicht wahrgenommen oder als solche nicht wahrnehmen wollen. Auch hier hat zunächst, wie bei den übrigen Problemen der Erziehung, die Mutter die Initiative ergriffen. Ich habe zunächst auch nicht die Bedeutung und Ernsthaftigkeit der Krankheit gesehen und mit Verärgerung auf das ›komische Verhalten‹ meiner Tochter reagiert. Erst bei einem kurzen gemeinsamen Urlaub, bei dem ich meine Tochter auch im Badeanzug sah und ihr Essverhalten über mehrere Tage selbst erlebte, wurde mir klar, dass sie Hilfe brauchte. (...) Auf Initiative meiner Frau haben wir verschiedene Gespräche mit Therapie-Institutionen geführt, ohne jedoch das Gefühl zu bekommen, etwas Positives für unsere Tochter bewirken zu können. Ich befand mich wie eigentlich selten zuvor in meinem Leben in einer Situation, die ich nicht kontrollieren und beherrschen konnte. Ich fühlte mich hilflos und ohnmächtig zugleich, ohne dieses jedoch zeigen zu können und zu wollen. Insofern war ich sehr froh und erleichtert, als der Kontakt mit dem TCE entstand und mir das Gefühl vermittelt wurde, dass meine Tochter hier geheilt werden kann.

Bei unserer Tochter hat die Therapie am TCE relativ früh zu einem positiven Verhaltens- und Stimmungsumschwung geführt. Das hat mir anfänglich das Gefühl vermittelt, der Genesungsprozess schreite zügig und planmäßig voran. Dass dieses Denken zu voreilig und vordergründig war, wurde mir eigentlich erst klar, als ich mit meiner Tochter erstmals an dem sogenannten ›Väterfrühstück‹ teilnahm und mir meine Tochter öffentlich und offen bekannte, was sie an mir vermisste: Wärme, Zuneigung, Liebe und die Fähigkeit, Gefühle zu zeigen. Sie machte mir klar, dass sie sich in meiner Nähe unbedeutend, unverstanden und unbeachtet fühlte.

Mich machten diese Bekenntnisse meiner Tochter betroffen, zumal ich immer der Meinung war, ein gutes Verhältnis zu meinen Kindern zu haben. Stärker als die persönliche Betroffenheit war jedoch die plötzliche Erkenntnis, dass meine Tochter nicht nur an der bekannten Ess-Störung leidet, sondern dass sie seelisch erkrankt ist und mich um Hilfe bittet. Und mir wurde mit einem Mal auch klar, dass ich ihr helfen konnte. Das hat mir neben aller Betroffenheit Mut und Zuversicht gegeben. Ich fühlte mich plötzlich nicht mehr als der hilflose Außenseiter bei der Krankheit, sondern als ein wichtiger Baustein in der Therapie. Wenn ich auch nicht sofort wusste, wie ich meiner Tochter helfen konnte, so erkannte ich doch, dass ich ihr helfen konnte. Natürlich habe ich mich nicht von heute auf morgen geändert, aber ich habe zumindest begonnen, das Gespräch mit meiner Tochter zu suchen, und, was mich sehr glücklich machte, sie hat dieses auch angenommen. Ganz wichtig für mich war dann auch die Teilnahme an den Familiengesprächen. Hierbei habe ich sehr viel über die Hintergründe der Krankheit gelernt und somit erkannt, wie wichtig mein eigenes Verhalten und das Verhalten in der Familie für die Überwindung der Krankheit sind.

Heute hat meine Tochter ihre Therapie weitgehend erfolgreich abgeschlossen, zumindest sind wir sehr zuversichtlich, dass es so ist. Und sind wir heute auch eine andere Familie? Ich glaube, ja, auch wenn die Veränderungen nicht schlagartig eingesetzt, sondern sich eher allmählich vollzogen haben. Wir bemühen uns heute, unser Familienleben bewusster zu gestalten. Gegenüber früher nehmen wir uns heute stärker wahr, sind mehr am anderen interessiert. Was vielleicht am wichtigsten ist: Wir sprechen heute mehr miteinander, sprechen offen aus, was uns am anderen gefällt und was uns nicht gefällt. Wir haben gelernt, dass Gefühle und Emotionen nicht verborgen bleiben dürfen; sie sind kein Zeichen von Schwäche, im Gegenteil. Vielleicht gelingt es uns nicht immer, unsere neuen Erkenntnisse richtig umzusetzen, doch sprechen wir einander das Bemühen nicht mehr ab, es tun zu wollen.

In Bezug auf die Kinder hat ein deutlicher Bewusstseinswandel eingesetzt. Wir sehen sie heute stärker als eigenständige Persönlichkeiten, die ein Recht darauf haben, ernst genommen zu werden. Wir haben erkannt, dass unsere Rolle als Eltern neu definiert werden musste: weniger unfehlbar und bestimmend, selbstkritischer und toleranter. Diese Erkenntnis war nicht einfach und ist auch nicht über Nacht gekommen. Auch wir haben einen sehr schwierigen Lernprozess durchmachen müssen, der sicher auch noch nicht abgeschlossen ist. Wir haben aber alle das Gefühl, durch die Krankheit unserer Tochter sehr viel gelernt zu haben, was auch für unser eigenes Leben sehr wichtig ist. Insofern haben wir die Krankheit auch als Chance begriffen, unser eigenes Leben in gewissen Aspekten neu auszurichten. Dabei quälen uns heute auch keine Schuldgefühle mehr, früher etwas falsch gemacht zu haben. Wir machen die Dinge heute eben anders, und davon profitieren wir alle. Unsere Tochter ist heute sehr viel freier und selbstbewusster. Ich habe mit ihr ein deutlich offeneres Verhältnis entwickeln können. Dennoch merken wir beide, dass wir uns bemühen müssen, nicht wieder in alte Verhaltensschemata zu verfallen.

»Wir haben alle das Gefühl, durch die Krankheit unserer Tochter sehr viel gelernt zu haben, was auch für unser eigenes Leben sehr wichtig ist.«

Selbsthilfegruppe: Meine Frau und ich beteiligen uns heute aktiv an der Selbsthilfegruppe für Angehörige Essgestörter. Wir tun dies, weil wir glauben, durch unsere persönlichen Erfahrungen mit der Krankheit anderen Betroffenen helfen zu können.

Zugleich gibt uns diese Bestätigung immer wieder die Möglichkeit, uns sozusagen selber den Spiegel vorzuhalten und unser eigenes Verhalten zu überprüfen. Uns wird bei den gemeinsamen Sitzungen ständig bewusst, wie hilflos die meisten Eltern sich gegenüber ihren erkrankten Kindern verhalten. Die wenigsten sind bereit, auch Verhaltensfehler bei sich selbst zu suchen oder gar solche einzugestehen. Die meisten kommen in die Selbsthilfegruppe, um quasi Patentrezepte für die Bewältigung der Krankheit bei uns abzuholen. Da es diese aber nicht gibt, kommen viele nach dem ersten Besuch nicht wieder.

»In der Selbsthilfegruppe können wir anderen unsere Erfahrungen weitergeben und auch unser eigenes Verhalten ständig überprüfen.«

Vielen fällt es schwer, die Ess-Störung als seelische Erkrankung zu akzeptieren, deren Ursachen meist auch in den Familien liegen. Deshalb versuchen wir, diese Aspekte in den Mittelpunkt unserer Diskussionen zu stellen. Leider erleben wir nicht sehr häufig, dass wir mit unseren Argumenten andere Eltern zu be-

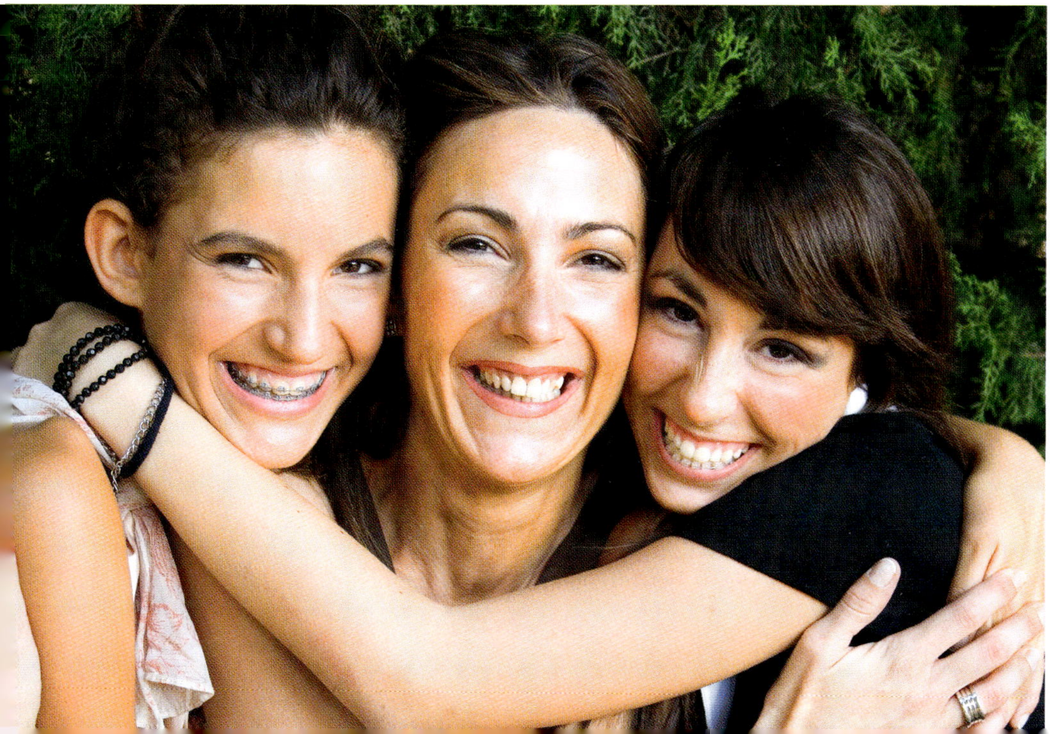

wussten Verhaltensänderungen bewegen können. Aber die Fälle, in denen dies gelingt, geben uns Motivation und Zuversicht, die Arbeit fortzusetzen. Letztlich haben wir doch alle ein gemeinsames Ziel: unseren Kindern zu helfen, ihre Krankheit zu überwinden, um glückliche und lebensbejahende Menschen zu werden. Die Erkenntnis, hierzu wesentlich beitragen zu können, ist eine ungeheure Motivation.«

Mutter von Laura: »Nach achtjähriger Berufstätigkeit als Hauswirtschaftslehrerin fühlte ich mich alt genug, eine Familie zu gründen, und gab meinen Beruf auf. Von Anfang an war die Rollenverteilung klar: mein Mann als Ernährer der Familie, ich als Hausfrau und Mutter. (…) Die ersten Jahre, als meine Kinder klein waren – wir haben eine Tochter und einen Sohn – waren für mich sehr schwer. Manchmal denke ich, es waren die traurigsten Jahre meines Lebens. (…)

Mein Mann hat sich von Anfang an aus der Kindererziehung rausgehalten und mir diese Aufgabe überlassen. Ich habe mich auch nicht damit überfordert gefühlt, im Gegenteil, mir hat es gefallen, dass er sich nicht einmischte. Mein Mann hat auch nie meinen Erziehungsstil kritisiert. Ich war konsequent und habe meinen Kindern Grenzen gesetzt und sie früh zur Eigenverantwortung erzogen. Wir Eltern haben viel Disziplin erwartet, mein Mann manchmal zu viel. Ich habe mit den Kindern häufig etwas unternommen und mich befreundeten Familien angeschlossen, wenn mein Mann nicht da war. Oft habe ich mich als Alleinerziehende gefühlt.

Aus dem Ausland zurückgekehrt, beobachtete ich eine Zeit lang bei unserer Tochter – sie war 15 Jahre alt – ein merkwürdiges Essverhalten, was ich zunächst als Umstellungsproblem abtat. Irgendwann aber hatte ich das Gefühl, dass sie essgestört sei, und sprach sie darauf an. Obwohl meine Tochter das Essproblem bestätigte, glaubte ich, es allein mit ihr lösen zu können. Bis ich aber erkannte, dass dies nicht möglich war. Meinem Mann hatte ich von der Magersucht unserer Tochter erzählt, ihn aber nicht weiter damit konfrontiert. Inzwischen hatte ich Literatur zu diesem Thema besorgt, und mir wurde klar, dass wir dieses Problem gemeinsam lösen mussten; ich fühlte mich überfordert und wollte die Verantwortung nicht allein übernehmen. Wir hatten einige Sitzungen in einer Selbsthilfeorganisation, die nicht so vielversprechend verliefen. Dann bekam ich von einer Psychologin die Adresse vom TCE.

(...) Als ich über die Probleme in essgestörten Familien las, kamen mir viele der beschriebenen Verhaltensweisen vertraut vor. Vieles erkannte ich in unserer Familie wieder, manches wollte ich längst verändert haben, z. B.: keine Gefühle zeigen und nicht über Gefühle sprechen; Zurückgezogenheit; viel zu viel Disziplin; übertriebenes Leistungsdenken; Konflikte, die bestehen, nicht austragen und bewältigen; Harmonie in der Öffentlichkeit; Familienrituale; kaum Austausch von Zärtlichkeit.

Es kommt mir manchmal so vor, als öffnete ich einen Schrank mit vielen Schubladen und räumte jeden Tag eine neue Schublade auf, d. h., ich spreche heute alle meine Probleme und meine Gefühle offen und klar aus und bin konsequent dabei. Unsere Kinder sind inzwischen sehr selbstständig. Sie brauchen mich immer weniger, und ich kann mich mehr und mehr um mich selbst kümmern. Ich habe viele Aktivitäten, ich bin offen für neue Dinge, ich habe Freunde im In- und Ausland und kann mich gut beschäftigen. Die Arbeit in der Selbsthilfeorganisation macht mir Spaß, und auch die Beratungstätigkeit ist eine interessante Aufgabe. Ich habe das Glück, nicht arbeiten zu müssen, und wenn ich das möchte, findet sich bestimmt etwas. Ich liebe das Leben, und ich genieße das Leben, und das versuche ich meinem Mann zu vermitteln. Was die Kinder betrifft, habe ich großes Vertrauen, dass beide ihren Weg gehen werden, und das ist ein wunderbar beruhigendes Gefühl. (...)

Selbsthilfegruppe: Leider kommen manche Eltern nur ein- oder zweimal in die Gruppe. Immer wieder hören wir von Müttern, dass Väter die Ess-Störung des Kindes als pubertäres Verhalten abtun, das Problem nicht wahrhaben wollen, es ignorieren, Schuldzuweisungen machen und die Mütter mit dem Problem alleinlassen. Ich glaube, viele Väter haben nicht den Mut, in die Selbsthilfegruppe zu gehen, weil sie Angst haben, bloßgestellt zu werden, Angst vor Veränderungen oder weil sie sich nicht mit familiären Problemen auseinandersetzen wollen.

»Viele Väter haben nicht den Mut, in die Selbsthilfegruppe zu gehen, weil sie Angst haben, bloßgestellt zu werden.«

Viele Eltern glauben auch, wenn das Kind wieder isst und eine normale Figur hat, ist das Problem gelöst. Das ist ein großer Irrtum. Die Krankheit ist nicht über Nacht gekommen, sondern hat sich langsam entwickelt, und deshalb können sich verfestigte Verhaltensweisen nicht von heute auf morgen ändern. Das ist ein langsamer Prozess. Viele Eltern verstehen auch nicht, wenn es mit der Therapie nicht so recht klappt, dass sie vielleicht Fehler machen in ihrem Verhalten ihrem Kind gegenüber. Die Schuldigen sind dann die Therapeuten. Es ist sehr schwer zu vermitteln, dass eine Ess-Störung auch ein Familienproblem ist und dass man in der Familie etwas ändern muss. Was und wie man etwas ändern kann, da gibt die Selbsthilfegruppe Tipps und Ratschläge, aber umsetzen muss es jede Familie für sich selbst.«

Es ist zu wünschen, dass die im Folgenden zusammengestellten Ratschläge von Lauras Mutter von möglichst vielen Eltern wahrgenommen und berücksichtigt werden.

Meine persönlichen Ratschläge an Eltern:

> In der Familie muss das Problem offen ausgesprochen werden; man darf es auf keinen Fall verheimlichen. Eltern und auch Betroffene sollten sich über die Krankheit informieren, Literatur besorgen, um ein Verständnis für die Krankheit zu bekommen.
> Selbsthilfegruppen sind beim Informations- und Erfahrungsaustausch hilfreich.
> Eltern sollten im Umgang mit dem essgestörten Kind eine gemeinsame Strategie entwickeln, damit das Kind spürt, die Eltern sind sich einig.
> Man muss die Krankheit annehmen, erst dann ist man innerlich wirklich bereit, zu helfen.
> Keine gegenseitigen Schuldzuweisungen machen, sondern überlegen: Wie können wir helfen, was müssen wir ändern, wie können wir es ändern?
> Während einer Therapie das Kind positiv unterstützen! Das kann man nur, wenn man die Krankheit versteht und sich damit auseinandersetzt.
> Einer Therapie Vertrauen entgegenbringen, Misstrauen führt zu starker Verunsicherung des Kindes und beeinträchtigt den Genesungsprozess.
> Keine Sonderregelungen für das essgestörte Kind, die das allgemeine Familienleben beeinträchtigen.
> Konsequent sein in der eigenen Haltung gegenüber dem essgestörten Kind.
> Jemanden zurate ziehen, der Einfluss auf das essgestörte Kind hat und eventuell zu einer Therapie motivieren kann.
> Die Krankheit als Chance begreifen, für sich, die Familie und die Partnerschaft etwas positiv zu verändern.

Nach unserer Beurteilung enthalten die Aufzeichnungen von drei Müttern und zwei Vätern in diesem Kapitel beachtenswerte und für andere Eltern hilfreiche Gedanken. Auf die Eltern von Laura trifft in besonderem Maße zu, dass sie durch ihr Verhalten und ihre Mitarbeit wesentlich zum Erfolg der Therapie ihrer Tochter beigetragen haben.

Schlusswort

Wir haben versucht, Fragen zu beantworten, die uns immer wieder gestellt werden. Darüber hinaus geben die Berichte der Patientinnen und Angehörigen authentische Einblicke in das Krankwerden und Kranksein. So erfahren Sie von den ohnmächtigen und hilflosen Reaktionen der Bezugspersonen auf die Ess-Störungen, und einige Patientinnen lassen Sie an ihrem mühsamen, aber letztlich erfolgreichen Weg aus der Krankheit teilnehmen. Wir haben auch dargelegt, wie Ärzte und Therapeuten helfen können.

Zum Schluss möchten wir versuchen, auszudrücken, was Sie als Eltern beitragen können, damit Ihre Tochter ihre Ess-Störung überwindet.

Eine entscheidende Basis ist das Begreifen, dass Ess-Störungen schwerwiegende, manchmal bedrohliche Krankheiten sind. Ihr Beginn fällt häufig mit der Pubertät zusammen, und es liegt nahe, manches ungewohnte Verhalten Ihrer Tochter damit zu erklären, nicht zuletzt auch die sich ändernde Umgangsform mit Ihnen als Mutter oder als Vater. Die irreführende (alte) Bezeichnung der Anorexie als Pubertätsmagersucht suggeriert zudem, dass das eigenwillige Verhalten und die neuen Essgewohnheiten Ihrer Tochter eben toleriert werden müssen, bis die »schreckliche« Pubertät zu Ende ist.

Die meisten Eltern essgestörter Kinder haben mehr oder weniger rasch erfahren müssen, dass auch lautstark vorgetragene elterliche Anordnungen nichts Gutes bewirken, im Gegenteil. Genauso wenig hilfreich sind alle Versuche, das Problem Ess-Störung in der Familie zu lösen. Weder Lieblingsspeisen noch das regelmäßige Auffüllen des Kühlschrankes bedeuten eine wirkliche Hilfe für Ihr Kind. Die manchmal erschreckenden Aussagen von Patientinnen über ihre Familie können vielleicht ein Anstoß sein, eigene Verhaltensweisen zu reflektieren.

Ess-Störungen wachsen sich nicht aus. Und lautstark vorgetragene elterliche Anordnungen bewirken nichts Gutes, im Gegenteil.

Wir wünschen uns Ihre Mithilfe bei der Therapie: Das beginnt mit Ihrer Einstellung zur Psychotherapie. Sie wird von einigen Menschen als feindliches Eindringen in den Binnenraum der Familie erlebt und abgewehrt, um die äußere Erscheinung als Vorzeigefamilie mit gelebtem Harmoniebedürfnis nicht zu beschädigen. Dazu kommt die scheinbar unvermeidliche Schuldfrage: Manche Eltern, meist Mütter, sind davon überzeugt, dass die Therapie nur den Zweck hat, sie als Schuldige an der Ess-Störung der Tochter zu entlarven. Wir versichern Ihnen, dass die Diskussion der Schuldfrage in unserer Behandlung keinen Platz hat, weil sie sinnlos ist, niemandem hilft, aber stets mit Kränkungen und Verletzungen verbunden ist.

Wir wünschen uns, dass Sie es nicht nur zulassen, sondern mit Überzeugung fördern, dass Ihr Kind ein eigenständiges und selbstbewusstes Mitglied Ihrer Familie wird mit dem Recht auf Individualität, auf eigene Wünsche, aber auch darauf, einmal einen Fehler zu machen. Ein Kind ist von Geburt an eine eigene, individuelle Person, und es ist nicht das Eigentum seiner Eltern. Manchmal haben wir den Eindruck, dass es für manchen Vater und manche Mutter selbstverständlich ist, so zu denken, wenn sie die Grenzen der Persönlichkeit ihres Kindes nicht achten, wenn sie wie selbstverständlich sein Tagebuch lesen, es als Partnerersatz missbrauchen oder in einer ehelichen Auseinandersetzung wechselseitig als Verbündete benutzen.

Es gibt sichtbare und beobachtbare Krankheitszeichen, aber auch solche, die wir nicht sehen können, die uns nur die Kranken selbst mitteilen können. Manche Eltern sind erschrocken und betroffen, wenn sie die Texte der Essgestörten lesen, weil sie die innere Not, das Leid und Gequältsein bei ihrem Kind nicht mitbekommen haben. Wenn diese Betroffenheit dazu führt, die eigene Rolle und den Umgang untereinander in der Familie zu überdenken, wenn die Erwachsenen bereit sind, eigene Emotionen zuzulassen, wenn Väter es lernen, Ängste zu zeigen und die Tochter einmal in den Arm zu nehmen, dann bietet die Ess-Störung der Tochter auch Chancen. Patientinnen und Eltern, die in diesem Buch geschrieben haben, zeugen davon. Familien werden offener und freier, Individualität gewinnt an Raum. Eltern entdecken für sich einen neuen Lebensabschnitt, auch in Bezug auf ihre Ehe. Mütter werden selbstständiger und erkennen neue Möglichkeiten der Selbstverwirklichung für sich. Sie werden aktiv und gehen häufig erstmals aus der Enge der Familie heraus. Väter lernen, dass positive emotionale Zuwendungen ein Gewinn sein kann und das Eingeständnis von Unsicherheit durchaus mit Selbstsicherheit und Souveränität zu vereinbaren ist. Und Betroffene haben die große Chance, ein Leben ohne Sucht zu wagen.

Unser Rat an Eltern und Angehörige lautet: Akzeptieren Sie, dass Ihre Tochter, Ihr Sohn an einer Ess-Störung leidet, und machen Sie den Betroffenen Mut zu einer Behandlung! Beteiligen Sie sich, so gut es geht, an der Therapie – auch um Ihretwillen! Und bedenken Sie: Ob eine Ess-Störung eine Katastrophe bedeutet oder eine Chance für die gesamte Familie, entscheiden nicht zuletzt auch Sie!

Was wir Fachleute den Eltern raten

Wir möchten Wünsche von Patientinnen und unsere eigenen Ratschläge in einigen Sätzen zusammenfassen:

- Akzeptieren Sie, dass die hier besprochenen Ess-Störungen Krankheiten sind.
- Versuchen Sie nicht, die Ess-Störung Ihres Kindes in der Familie in den Griff zu bekommen!
- Bedenken Sie, dass sich hinter dem auffälligen Essverhalten Ihres Kindes mehr verbirgt als ein Schlankheitstick.
- Reduzieren Sie die Wahrnehmung Ihres Kindes nicht auf das Essverhalten.
- Versuchen Sie zu akzeptieren, dass Ihr Kind das Essen nicht verweigert, um Sie zu ärgern.
- Beurteilen Sie Ihr Kind nicht ausschließlich nach Noten und sonstigen Leistungen, Sie könnten nämlich ein falsches Bild von der Schwere der Krankheit bekommen.
- Motivieren und unterstützen Sie Ihre Tochter, Ihren Sohn, wenn es um eine professionelle Therapie geht.
- Wenn Sie bei Ihrer Tochter ein bulimisches Verhalten entdecken, bricht die Welt nicht zusammen. Versuchen Sie, offen mit ihr darüber zu sprechen, und versuchen Sie, sie zu einer Therapie zu motivieren.

Was wir Fachleute den Eltern raten (Fortsetzung)

> Vermeiden Sie Schuldzuweisungen untereinander. Sie vergiften das Klima in einer Situation, die von allen Beteiligten viel Kraft verlangt. Keine Mutter und kein Vater ist schuld an der Magersucht des Kindes!

> Suchen Sie nicht nach der entscheidenden Ursache für die Ess-Störung Ihres Kindes. Die gibt es nämlich nicht!

> Reflektieren Sie Ihre eigene Einstellung zu Schlankheit und Figur und führen Sie sich Ihr eigenes Ess- und Diätverhalten vor Augen!

> Nehmen Sie zur Kenntnis, dass Ess-Störungen auch medizinische Komplikationen hervorrufen können, die manchmal ein bedrohliches Ausmaß erreichen!

> Ess-Störungen sind seltene Krankheiten. Deshalb kann es durchaus sein, dass Ihr Arzt oder Ihre Ärztin nicht so gut Bescheid wissen. Ein normaler Befund bei einer flüchtigen Untersuchung sagt nichts über die Schwere der Krankheit aus.

> Vermeiden Sie die täglichen Gespräche über Essen, und versuchen Sie nicht, durch Lieblingsspeisen oder mit Sahne angereicherte Nahrung Ihrem Kind ein paar Kalorien mehr zuzuführen. Es könnte nämlich sein, dass Sie dadurch Erbrechen provozieren!

- Ess-Störungen verstehen wir auch als eine Art Sprache, mit der der erkrankte junge Mensch etwas ausdrücken will. Helfen Sie dem Therapeuten dabei, diese Sprache zu entschlüsseln.

- Sie helfen Ihrem Kind nicht, wenn Sie immer den Kühlschrank heimlich auffüllen! Sie verzögern dadurch eine notwendige Behandlung! Essen Sie nicht Ihrem Kind zuliebe mehr, als für Sie gut ist!

- Wenn eine Therapie in Aussicht genommen ist, überlassen Sie es Ihrem Kind, Termine selbst zu vereinbaren, wenn es dazu in der Lage ist.

- Fragen Sie Ihre Tochter, Ihren Sohn nicht ständig nach dem aktuellen Gewicht, sondern fragen Sie Ihr Kind, wie es ihm geht!

- Sprechen Sie Ihr Kind an, wenn Sie den Eindruck haben, dass es trauriger und einsamer geworden ist. Vermeiden Sie es dabei, auf das gestörte Essverhalten hinzuweisen.

- Bedenken Sie bei all dem Leid, das Sie bei sich empfinden, dass Ihr Kind unter der Ess-Störung am meisten leidet!

- Empfinden Sie eine Psychotherapie nicht als Schande, sondern als Chance für Ihr Kind und die ganze Familie!

Impressum

Die im Buch veröffentlichten Ratschläge wurden mit größter Sorgfalt und nach bestem Wissen der Autoren erarbeitet und geprüft. Eine Garantie kann jedoch weder vom Verlag noch von den Verfassern übernommen werden. Die Haftung der Autoren bzw. des Verlages und seiner Beauftragten für Personen-, Sach- oder Vermögensschäden ist ausgeschlossen. Wenn Sie sich unsicher sind, sprechen Sie mit Ihrem Arzt oder Therapeuten.

Herausgeber und Lektorat
Bernhard Schön, Idstein

Umschlagkonzept und -gestaltung; Innenlayout
www.anjagrimmgestaltung.de (Gestaltung), Stephan Engelke (Beratung)

Satz und Herstellung
Nancy Püschel

Druck und Bindung
Beltz Druckpartner, Hemsbach

1. Auflage 2011
ISBN 978-3-407-22511-5

Zu den Autoren
Monika Gerlinghoff und Herbert Backmund haben das renommierte Therapie-Centrum für Ess-Störungen (TCE) in München gegründet und das weltweit anerkannte verhaltenstherapeutisch orientierte Gruppenkonzept einschließlich therapeutischer Wohngruppen entwickelt. Seit 2008 leiten sie das TCEforum (www.tceforum.de) mit den Schwerpunkten Öffentlichkeitsarbeit, Früherkennung und Frühintervention. In diesem Buch und unter beratung@tceforum.de helfen sie Eltern zu erkennen, ob bei ihrem Kind eine Ess-Störung vorliegt und wenn ja empfehlen sie, was zu tun ist.

Bildnachweis
Umschlagabbildung; S. 1: ©Getty Images/Simon Wilkinson
S. 2–5: ©TCEforum
S. 3: ©iStockphoto/Captura
S. 6: ©iStockphoto/Alpamayo Software, Inc.
S. 11: ©Getty Images/Dougal Waters
S. 14: ©iStockphoto/MDmedia
S. 21: ©iStockphoto/Victoria Visuals
S. 28: ©iStockphoto/Focus on Stock Photography
S. 33: ©iStockphoto/Matthew S. Rambo
S. 35: ©iStockphoto/Juanmonino
S. 39: ©Getty Images/Fuse
S. 42: ©Getty Images/PhotoAlto/Laurence Mouton
S. 50: ©Getty Images/Kactus
S. 54: ©iStockphoto/shapecharge
S. 65: ©iStockphoto/Patrick Heagney Photography
S. 77: ©iStockphoto/markp73
S. 84: ©iStockphoto/Pixel Pimps
S. 91: ©iStockphoto/rollover
S. 103: ©Getty Images/Purestock
S. 108: ©Getty Images/Adrian Weinbrecht
S. 117: ©iStockphoto/Atomic Sparkle

In Zusammenarbeit mit:

Eltern

Eltern family

Deutsche Liga für das Kind in Familie und Gesellschaft

Initiative gegen frühkindliche Deprivation e.V.